1~3岁宝宝
生长发育监测全书

高振敏 著

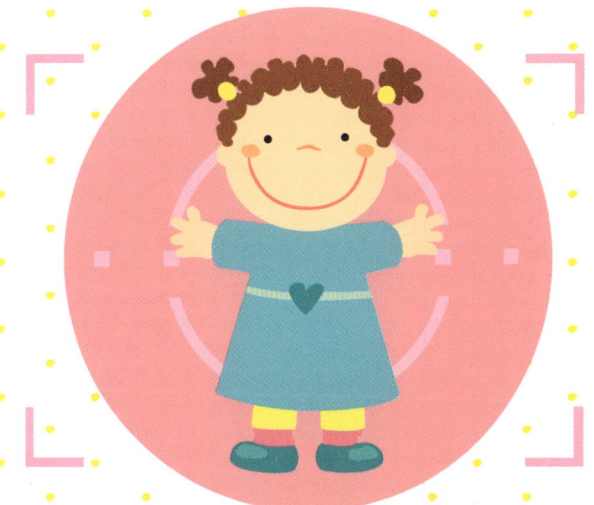

SPM
南方出版传媒
广东科技出版社
·广州·

图书在版编目（CIP）数据

1～3岁宝宝生长发育监测全书/高振敏著．—广州：广东科技出版社，2015.2

（辣妈育儿）

ISBN 978-7-5359-6001-6

Ⅰ.①1… Ⅱ.①高… Ⅲ.①婴幼儿－生长发育－基本知识 Ⅳ.① R174

中国版本图书馆 CIP 数据核字（2014）第 260294 号

1～3Sui Baobao Shengzhang Fayu Jiance Quanshu
1～3岁宝宝生长发育监测全书

责任编辑：谢慧文　黎青青	责任校对：罗美玲　杨崚松　陈　静
特约编辑：徐艳硕	责任印制：罗华之
美术编辑：王道琴	装帧设计：罗　雷　韩慕华

出版发行：广东科技出版社
　　　　　（广州市环市东路水荫路 11 号　邮政编码：510075）
http：//www.gdstp.com.cn
E-mail：gdkjyxb@gdstp.com.cn（营销中心）
E-mail：gdkjzbb@gdstp.com.cn（总编办）
经　　销：广东新华发行集团股份有限公司
印　　刷：北京缤索印刷有限公司
　　　　　（北京市朝阳区十八里店张家店　邮政编码：100023）
规　　格：720mm×1 000mm　1/12　印张16　字数200千
版　　次：2015年2月第1版
　　　　　2015年2月第1次印刷
定　　价：42.00元

如发现因印装质量问题影响阅读，请与承印厂联系调换。

FOREWORD

前言

　　宝宝的生长发育不只是单纯地体重增加、个子长高,还有运动发育、语言发育、情绪等问题。生命最初的3年,是全面开发儿童潜能,为以后的成长发育和全面发展打下坚实基础的关键时期。而在这个关键时期内,各项能力生长的不同水平又有各自的发展关键期。在此期间,宝宝一点细微的变化,都会牵动父母的心!及早发现并诊断出宝宝发育中存在的问题,依照宝宝的特性提供适合宝宝生长发育的环境,宝宝才能健康快乐地成长。然而,有些宝宝患有先天性发育不足,新手父母没有养育经验,不能及早发现问题进行干预,会造成宝宝的发育迟缓,甚至会导致疾病的产生。父母最重要的是掌握宝宝每一个阶段生长发育特点,根据宝宝的发育特点而科学、正确地养育宝宝。

全书采用世界卫生组织标准，13～24个月宝宝每3个月进行一次测评，25～36个月宝宝每6个月进行一次测评。本书依据1～3岁宝宝生长发育的特点，为父母提供了体格、智能、心理三个方面的发育特征、养育要点及发育障碍的危险信号，父母可以随时监测宝宝生长发育的各项指标，掌握宝宝的发育状态。

简单有趣的游戏是促进其各项能力发展最直接、最有效的方式。本书针对不同月龄的宝宝从"体格发育""智能发育""心理发育"三个方面精心设计了简单而科学的游戏，促进宝宝全面成长。爸爸、妈妈应该参加这些游戏，或者与此相类似的游戏，建立起与自己宝宝的互动体系，做到彼此适应、熟悉、信任，营造出一个良好而高效的培养和成长体系，以利于孩子茁壮、健康成长。

育儿是一项工程，更是一项投入巨大精力的工程。金钱的投入并不是最重要的，关键是要舍得投入你的时间和你全部的感情，透过一个个游戏用无形的手，扶持牵引着你的孩子从学会翻身到蹒跚走路。孩子的每一个历程都需要你温暖的双手和慈爱的目光。

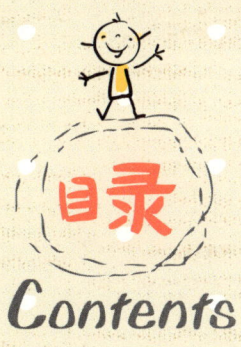

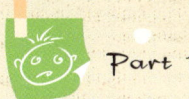 **Part 1**

你知道宝宝的发育商吗 /1

CHAPTER 1 发育商
——婴幼儿心智发展水平的核心指标 /2
什么是发育商 /2
小宝宝也可以测评发育商 /3
发育商的评价标准 /3

CHAPTER 2 体格发育
比一比，您的宝宝体格发育符合标准吗 /4
生长发育的一般规律 /4
生长发育既有连续性又有阶段性 /4
生长发育的速度是波浪式的 /4
身体各系统的发育是不均衡的，但又是统一协调的 /5
每个宝宝的生长发育有他自己的特点 /5
影响宝宝生长发育的因素 /6
遗传在宝宝生长发育中起重要作用 /6
保证营养的补充 /6
坚持适度的运动 /6
安排有规律的生活 /6
积极预防疾病 /7
创造良好的环境 /7
宝宝生长发育的评价指标 /7
生长发育的形态指标 /7
生长发育的功能指标 /8
评价"标准"和评价方法 /9
评价"标准" /9
评价方法 /9

CHAPTER 3 智能发育
测一测，您的宝宝智能发育水平达标了吗 /14
认识宝宝的大脑——宝宝智能发育的基础 /14
大脑的构成和功能定位 /14
大脑的发育特点及保护原则 /14
宝宝智能发育的特点 /15
0～3岁是宝宝智能发育最迅速的阶段 /15
神经系统的发育程度决定相应心理活动的发生 /15
宝宝心理发展是一个连续且有序的过程 /16
每一个宝宝发育速度不尽相同 /16
智能发育的五大表现形式 /16
大运动 /16
精细动作 /16
适应能力 /17
语言能力 /17
社交行为 /17
智能监测与智龄及发育商测定方法 /18
智能检测以开展家庭自测更好 /18
家庭自测应准备的简易检测工具 /19
检测前父母应当了解的情况 /20
检测时应该注意的几个具体问题 /20
智龄的测定方法 /21
发育商的测评方法 /24
警惕智能发育的危险信号 /26
3个月宝宝的危险信号 /26
6个月宝宝的危险信号 /26
9个月宝宝的危险信号 /26
12个月宝宝的危险信号 /27
18个月宝宝的危险信号 /27
24个月宝宝的危险信号 /27

CHAPTER 4　心理发育
解读宝宝日常行为，培养宝宝健康心理 /28

宝宝心理发育内容和特点 /28
宝宝心理发育内容 /28
宝宝心理发育特点 /28
宝宝认知功能的发展 /29
感知觉的发展 /29
注意力的发展 /30
观察力的发展 /30
记忆的发展 /31
思维的发展 /31
想象的发展 /32
宝宝情绪和情感的发生与发展 /32
宝宝情绪随着年龄变化而逐渐乐观 /32
宝宝会渐渐产生复杂的情感体验 /32
宝宝意志的发生与发展 /33
宝宝意志是逐渐产生的 /33
宝宝最初的意志力很差 /33

Part 2
13～15个月 "任性"宝宝真让妈妈头疼 /34

CHAPTER 1　体格发育 /36
13～15个月宝宝体格发育指标 /36
体格发育专家促进方案 /38
13～15个月宝宝喂养重点 /38
13～15个月宝宝的饮食安排 /38
13～15个月宝宝饮食注意事项 /39

CHAPTER 2　智能发育 /40
智能发育测评 /40
智能发育专家提高方案 /43
13～15个月宝宝大运动能力训练方案：学走路、定向走和走蹲练习 /43
13～15个月宝宝精细运动能力训练方案：捏小球、抓手游戏和搭形状积木 /45
13～15个月宝宝适应能力训练方案：比大小、认多少和戴帽子游戏 /46
13～15个月宝宝语言能力训练方案：主动说话训练和做个帮手 /47
13～15个月宝宝社交能力训练方案：与同伴玩和合作画画 /49

CHAPTER 3　心理发育 /50
宝宝日常行为和心理 /50
13～15个月宝宝开始认识自我 /50
13～15个月的宝宝会反抗了 /50
13～15个月宝宝需要安全感 /51
健康心理专家培养方案 /54
13～15个月宝宝认知力发展训练方案：找色彩、和宝宝一起看电视和找手游戏 /54
13～15个月宝宝记忆力发展训练方案：认识水果和学习分类 /55
13～15个月宝宝注意力发展训练方案：找相同和拼图游戏 /56
13～15个月宝宝健康心理培养方案：帮助宝宝认识"自我"，肯定"自我" /57

Part 3

16~18个月 家育"好奇"宝宝 /58

CHAPTER 1 体格发育 /60
16~18个月宝宝体格发育指标 /60
体格发育专家促进方案 /62
16~18个月宝宝喂养重点 /62
16~18个月宝宝的饮食安排 /62
16~18个月宝宝饮食注意事项 /63

CHAPTER 2 智能发育 /64
智能发育测评 /64
智能发育专家提高方案 /67
16~18个月宝宝大运动能力训练方案：自如行走、跳水游戏和上下楼梯 /67
16~18个月宝宝精细运动能力训练方案：穿玩具和套杯子 /68
16~18个月宝宝适应能力训练方案：分清东西和辨别是非 /69
16~18个月宝宝语言能力训练方案：语言教育和说出愿望 /71
16~18个月宝宝社交能力训练方案：打招呼和"过家家"游戏 /71

CHAPTER 3 心理发育 /72
宝宝日常行为和心理 /72
16~18个月宝宝有些想象力 /72
16~18个月宝宝有时爱发脾气 /72
16~18个月的宝宝表达更明确 /73
健康心理专家培养方案 /75
16~18个月宝宝认知力发展训练方案：学数数、认图形和画直线 /75

16~18个月宝宝记忆力发展训练方案：反复提问和认识自然现象 /76
16~18个月宝宝观察力发展训练方案：找不同和摸得准 /77
16~18个月宝宝健康心理培养方案：呵护宝宝好奇心，帮助宝宝发展学习动机 /78

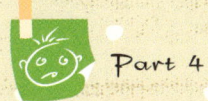

Part 4

19~21个月 宝宝有一颗"嫉妒的心" /80

CHAPTER 1 体格发育 /82
19~21个月宝宝体格发育指标 /82
体格发育专家促进方案 /84
19~21个月宝宝喂养重点 /84
19~21个月宝宝的饮食安排 /84
19~21个月宝宝饮食注意事项 /85
培养宝宝良好的饮食习惯 /85

CHAPTER 2 智能发育 /86
智能发育测评 /86
智能发育专家提高方案 /89
19~21个月宝宝大运动能力训练方案：丢投球游戏和球出山洞游戏 /89
19~21个月宝宝精细运动能力训练方案：捡豆子和捡小球游戏 /90
19~21个月宝宝适应能力训练方案：了解色彩变化、所属关系和对应关系 /91
19~21个月宝宝语言能力训练方案：说出反义词和用途 /92
19~21个月宝宝社交能力训练方案：自我介绍和合作训练 /93

CHAPTER 3 心理发育 /94

宝宝日常行为和心理 /94
19～21个月宝宝有些霸气 /94
19～21个月宝宝仍然小脾气不断 /94
19～21个月宝宝有时会出现过分依恋妈妈现象 /94
健康心理专家培养方案 /96
19～21个月宝宝认知发展力训练方案：感官训练和看图说话做游戏 /96
19～21个月宝宝记忆力发展训练方案：应答对话练习和复述句子练习 /97
19～21个月宝宝注意力发展训练方案：猜一猜和学做操 /98
19～21个月宝宝健康心理培养方案：摆脱嫉妒，帮助宝宝走向自信宽容 /99

Part 5
22～24个月 宝宝"叛逆的2岁" /100

CHAPTER 1 体格发育 /102

22～24个月宝宝体格发育指标 /102
体格发育专家促进方案 /104
22～24个月宝宝喂养重点 /104
22～24个月宝宝的饮食安排 /104
22～24个月宝宝饮食注意事项 /105

CHAPTER 2 智能发育 /106

智能发育测评 /106
智能发育专家提高方案 /109
22～24个月宝宝大运动能力训练方案：跳格子游戏和踩石头过河游戏 /109
22～24个月宝宝精细运动能力训练方案：做金箍棒和蚂蚁搬豆游戏 /110
22～24个月宝宝适应能力训练方案：分果果游戏和叠手帕游戏 /111
22～24个月宝宝语言能力训练方案：念儿歌和摸摸跑回来游戏 /112
22～24个月宝宝社交能力训练方案：回答客人和安慰娃娃游戏 /112

CHAPTER 3 心理发育 /114

宝宝日常行为和心理 /114
22～24个月宝宝喜欢结交大朋友 /114
22～24个月宝宝仍然不能控制情绪 /114
22～24个月宝宝具有最初的想象力 /115
健康心理专家培养方案 /118
22～24个月宝宝认知力发展训练方案：感知学习、方位学习和数球球游戏 /118
22～24个月宝宝记忆力发展训练方案：词汇记忆和实物记忆训练 /119
22～24个月宝宝观察力发展训练方案：读读找找和盖图章游戏 /120
22～24个月宝宝想象力发展训练方案：画圈配物和想象字母游戏 /121
22～24个月宝宝健康心理培养方案：帮助宝宝走向自信宽容 /122

2岁宝宝阶段性早教重点 /124

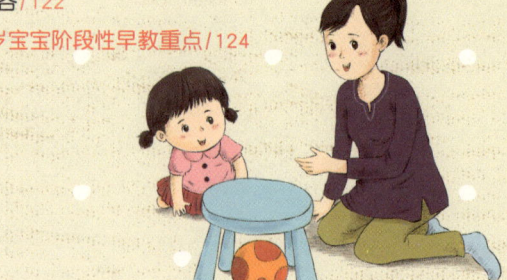

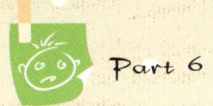

Part 6
25~30个月 天黑黑，宝宝恐惧了…… /126

CHAPTER 1 体格发育 /128
25~30个月宝宝体格发育指标 /128
体格发育专家促进方案 /130
25~30个月宝宝喂养重点 /130
25~30个月宝宝的饮食安排 /130
25~30个月宝宝饮食注意事项 /131

CHAPTER 2 智能发育 /132
智能发育测评 /132
智能发育专家提高方案 /135
25~30个月宝宝大运动能力训练方案：过小桥游戏和捉小鸟游戏 /135
25~30个月宝宝精细运动能力训练方案：倒米训练和撕面条游戏 /137
25~30个月宝宝适应能力训练方案：挑彩珠游戏和户外游戏 /137
25~30个月宝宝语言能力训练方案：学说完整句和学习分辨声音 /138
25~30个月宝宝社交能力训练方案：学习购物和学会等待 /139

CHAPTER 3 心理发育 /140
宝宝日常行为和心理 /140
25~30个月宝宝情感丰富复杂 /140
25~30个月宝宝进入"有意记忆"时期 /140
25~30个月宝宝行为仍然处于模仿阶段 /141
健康心理专家培养方案 /144
25~30个月宝宝认知力发展训练方案：学数学和识性别 /144
25~30个月宝宝想象力发展训练方案：画点猜想和想象结局 /145
25~30个月宝宝共情能力发展训练方案：亲子阅读和角色扮演 /146
25~30个月宝宝健康心理培养方案：给宝宝一颗勇敢的心 /147

Part 7
31~36个月 "长鼻子宝宝"——宝宝说谎了 /148

CHAPTER 1 体格发育 /150
31~36个月宝宝体格发育指标 /150
体格发育专家促进方案 /152
31~36个月宝宝喂养重点 /152
31~36个月宝宝的饮食安排 /152
31~36个月宝宝饮食注意事项 /153

CHAPTER 2 智能发育 /154
智能发育测评 /154
智能发育专家提高方案 /157
31~36个月宝宝大运动能力训练方案：递减爬坡游戏和荡秋千游戏 /157
31~36个月宝宝精细运动能力训练方案：连线成图和游戏棒 /158
31~36个月宝宝适应能力训练方案：学数数、辨方向和认时间 /159
31~36个月宝宝语言能力训练方案：背诵唐诗和看图编故事 /160
31~36个月宝宝社交能力训练方案：讲礼貌和有条理 /161

CHAPTER 3 心理发育 /162
宝宝日常行为和心理 /162
31~36个月宝宝只关心自己的需求和渴望 /162
31~36个月宝宝有初步思维能力 /162
31~36个月宝宝认知能力大大增强 /163
健康心理专家培养方案 /165
31~36个月宝宝认知力发展训练方案：继续学数学和识性别 /165
31~36个月宝宝意志力发展训练方案：坚持做早操 /166
31~36个月宝宝思维能力发展训练方案：比一比 /166
31~36个月宝宝健康心理培养方案：给宝宝一颗诚实的心 /167
3岁宝宝阶段性早教重点 /168

特别附赠
2岁宝宝成长发育记录 /170
3岁宝宝成长发育记录 /174

Part 1

你知道宝宝的发育商吗

育儿要点
Parenting Points

年龄幼小的婴儿还谈不上智力，只能算是发育。

应用发育测评代替智力测评。

通过发育测评了解宝宝早期智能水平。

最大限度开发宝宝的无限潜能。

发展宝宝的认知能力。

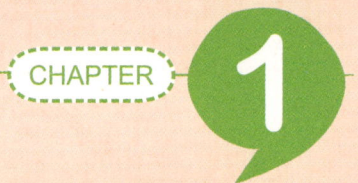

发育商
——婴幼儿心智发展水平的核心指标

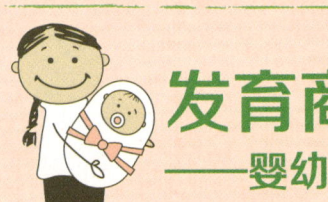

什么是发育商

或许许多父母都知道情商、智商，可却很少听说过发育商。发育商也可以称为DQ，它是用来衡量婴幼儿心智发展水平的核心指标之一，是在大运动、精细动作、认知、情绪和社会性发展等方面对婴幼儿发育情况进行衡量。发育商是一个综合的指数，包括智能发育和心理发育的各项指标。

在传统教育中，父母往往更关注宝宝长了多高、多重、是否健康；在早教商业化浪潮中，父母又被引入片面强调宝宝会背几首诗、会算几道数学题的歧途中，忽略了孩子的身心成长。其实对于1~3岁的宝宝来说，最重要的是帮助他们建立安全感和探索世界的兴趣与能力，而发育商就是全面衡量宝宝身心健康的重要指标之一。

发育商不仅能有助于早期发现宝宝脑发育不全，还能监测宝宝的认知能力、心理行为和社会适应能力，为父母提供个性化的指导，教导父母如何了解自己宝宝的特点、纠正宝宝的不良行为、建立好的亲子关系，给予宝宝良性刺激，帮助宝宝建立安全感和安全型依恋，让宝宝信任世界，对周围世界有兴趣，并敢于探索世界。因此，在对宝宝的早期教育中，现代的父母首先应该关注宝宝的发育商。

小宝宝也可以测评发育商

我们的发育商测评采用的是首都儿科研究所研定的"0~3岁宝宝智能家庭自测项目表"。测评领域分为大运动、精细动作、适应能力、语言、社交行为五大方面（五个能区）。大运动是指宝宝使用大肌肉完成各种运动的能力（比如翻身、坐、站立、走路、跳跃等）；精细动作主要是手的动作，以及随之而来的手眼协调能力（比如抓握、搭积木、握笔涂画、折纸、用筷子等）；适应能力主要指宝宝对外界刺激的分析和综合能力；语言是宝宝聆听和对语言做出反应的能力；社交行为指的是宝宝对现实社会和文化的个人反应。

发育商与智力商的含义一样，都表明心理年龄（量表上的年龄）与实际年龄的比例关系。具体计算公式为：

$$发育商（DQ）= \frac{智龄}{实际月龄} \times 100$$

智龄是指通过对宝宝上述五大方面检测后，得出的每一项得分加在一起，除以5（测评的能区数），所得的商即为被测宝宝的智龄。

实际月龄，顾名思义就是指宝宝进行智龄测评时的实际月份。

发育商的评价标准

发育商评价的标准为五级评价：超常DQ大于130；良好DQ为115~130；正常DQ为85~114；中下DQ为70~84；低下DQ小于70。

发育商指数只是一个参考，千万不能以测得的发育商指数对宝宝的智能水平下定论。在宝宝生长发育的同时，智能水平还可以在父母的早期教育下提高。

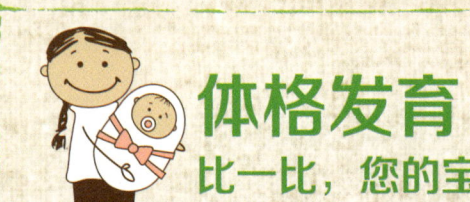

体格发育

比一比,您的宝宝体格发育符合标准吗

CHAPTER 2

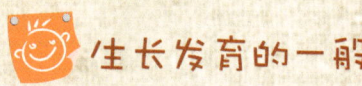

生长发育的一般规律

● 生长发育既有连续性又有阶段性

宝宝从一个小小的受精卵至生长发育完全成熟,大约需要20年,这个漫长的过程中又有阶段性,每一个阶段都有自己的特点,并且彼此相互关联、相互影响。在婴幼儿时期,宝宝从抬头到翻身,从扶坐到独立坐,从蹒跚学步到独立行走,既是有序的,也是有承继性的。所以,家长要尊重宝宝生长发育规律,有序而科学地促进宝宝成长,帮助宝宝健康地度过每一个阶段,为下一阶段的生长发育提供保证。

● 生长发育的速度是波浪式的

宝宝生长发育的速度不是等速直线上升的,而是呈波浪式的。胎儿时期身长、体重增长在一生中是最快的阶段。宝宝出生后头两年的身体增长速度仍比后几年快,第一年内,身长增长20~25厘米,体重增加6~7千克;第二年,身长增长10厘米,体重增加2.5~3.5千克。2岁以后,增长速度急剧下降,身长每年平均增长4~5厘米,体重每年增加1.5~2千克,保持相对平稳、较慢的速度,直到青春发育期再出现第二次突增。了解了这个特点,父母一定要抓住宝宝生长发育的关键时期,确保宝宝的正常发育。

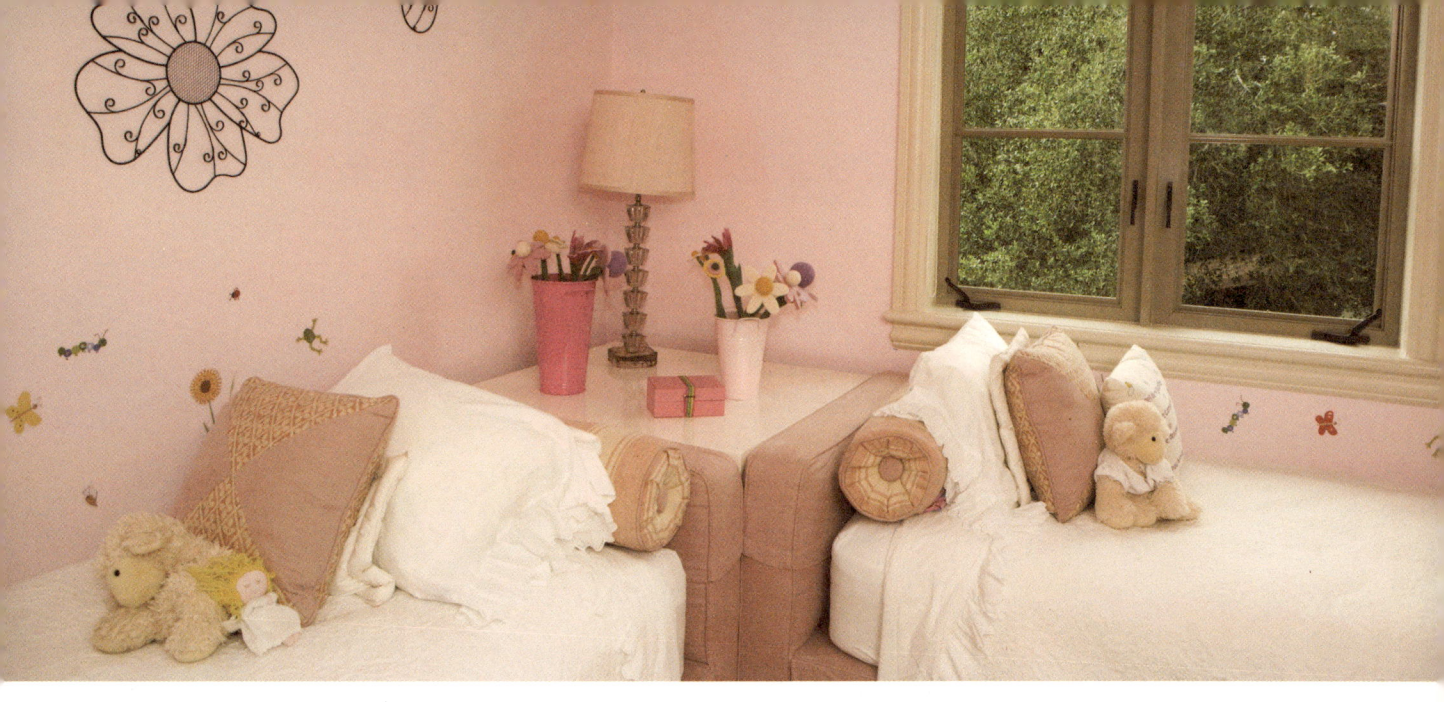

●身体各系统的发育是不均衡的，但又是统一协调的

宝宝身体各系统的发育时间和速度各有不同，但又是统一的，并且各系统的发育是互相联系、互相影响、互相制约的。例如，体育锻炼不仅能促进肌肉、骨骼的发育，而且也能促进神经系统的发育；神经系统的发育又可以更好地协调运动系统的活动。所以，宝宝各系统发育有早有晚，父母不必担心。

●每个宝宝的生长发育有他自己的特点

由于先天遗传以及先天、后天环境条件的差异，每个宝宝的个体发育是不一致的，在高矮、胖瘦、强弱以及智力都存在着很大的差异。父母在评价自己宝宝的生长发育状况时，一定要将宝宝以往的情况与现在的情况进行比较，观察宝宝发育的动态变化，这才有科学意义。

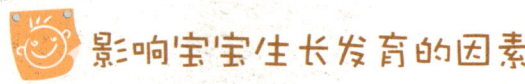
影响宝宝生长发育的因素

● 遗传在宝宝生长发育中起重要作用

一般而言,骨骼系统发育受遗传因素影响较大。一般父母个子高宝宝个子也会高,父母个子矮宝宝个子也会矮。子女的身高可粗略用下列公式来推算:

$$儿子成人时身高(厘米) = \frac{(父亲身高+母亲身高)}{2} \times 1.08$$

$$女儿成人时身高(厘米) = \frac{父亲身高 \times 0.923 + 母亲身高}{2}$$

● 保证营养的补充

优质的蛋白质、各种维生素和矿物质等是宝宝生长发育的基础,父母经常保证宝宝补充和吸收的营养量超过消耗的营养量,才能保证宝宝正常的生长发育。

● 坚持适度的运动

运动是促进宝宝身体发育和增强体质的重要因素,它可以加快机体的新陈代谢,提高呼吸系统、运动系统和心血管的功能,尤其能使宝宝的骨骼和肌肉得到锻炼。所以,父母要多带宝宝进行户外活动。

● 安排有规律的生活

为宝宝安排有规律有节奏的生活,可以保证宝宝身体各部分包括大脑皮层在内的活动和休息都能得到适宜的交替,身体的营养消耗也可得到及时的补充,有利于宝宝的生长发育。

● 积极预防疾病

疾病可以干扰正常的能量代谢，增加各种营养物质的消耗。因此，积极预防儿童常见病，对保证宝宝的正常发育十分重要。

● 创造良好的环境

生活环境直接影响着宝宝的生长发育。落后的生活条件、环境污染等，对宝宝的生长发育都会产生不良的影响。所以，父母要努力给宝宝的成长创造一个良好的环境。

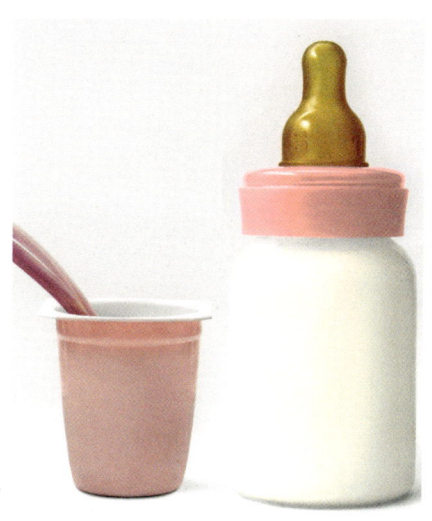

宝宝生长发育的评价指标

● 生长发育的形态指标

1.身长（身高）。它是生长长度的重要指标，也是正确估计宝宝身体发育特征和评价生长速度时不可缺少的依据。包括头、脊柱和下肢的总和。

2.体重。它是人体的总重量，在一定程度上代表了宝宝的骨骼、肌肉、皮下脂肪和内脏重量及其增长的综合情况。一般来说，从体重、身长可以推测宝宝的营养状况。

3.坐高。坐高是反映体型成正比例成长的指标，代表躯干和头、颈部的发育状况。

4.胸围。它表示胸腔的容积以及胸部骨骼、胸肌、背肌和脂肪层的发育情况，并且在一定程度上表明宝宝身体形态及呼吸器官的发育状况。

5.头围。它表示颅及脑的大小与发展状况，是6岁以下儿童生长发育的重要指标。

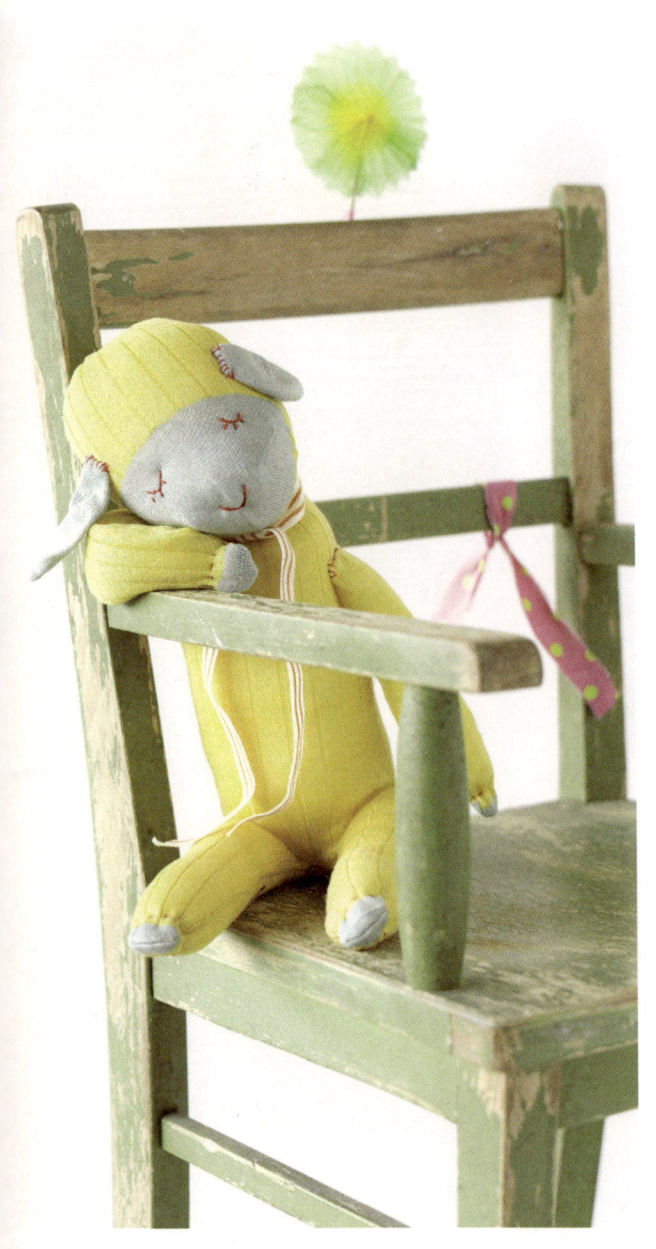

●生长发育的功能指标

1.视力。正常标准为：两眼裸眼视力均在1.0以上。

2.色觉。正常标准为：能准确辨别各种色图。凡有色盲或色弱者均属异常。

3.听觉。正常标准为：听力阈值在20分贝（dB）以下者，属正常范围。

4.血压。正常标准为：学龄前儿童的血压值要低于成年人的标准血压值。3岁时，男宝宝的收缩压平均值为85毫米汞柱，舒张压平均值为48毫米汞柱；女宝宝的收缩压平均值为83毫米汞柱，舒张压平均值为47毫米汞柱。

5.血色素。正常标准为：≥11克%（即每100毫升血含血红蛋白11克以上。）

6.肝功能。正常标准为：CPT的正常值因检查单位而异，一般以＜100单位为正常范围。

7.乙肝表面抗体。正常标准为：阴性。

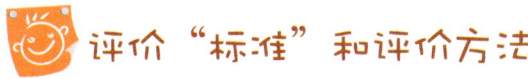
评价"标准"和评价方法

● 评价"标准"

生长发育标准是评价儿童生长发育的尺度。一般来说，生长发育标准都是相对的、暂时的，只能在一定地区及一定时间内使用。

● 评价方法

1. 发育离差评价法。是将自己宝宝的发育数值和标准的均值及标准差相比较，来评价自己宝宝发育状况的一种方法。根据与均值差异的大小和高低，评定该宝宝发育是良好或低下。

正常宝宝的生长发育状况呈正态分布，而且它的范围又与均值及标准差呈一定的关系。宝宝的发育水平比较集中地分布在均值的上下，离均值越远者越少。

2. 发育曲线图评价法（3岁前体重发育）。顾名思义，发育曲线图评价法就是绘制3岁前宝宝的体重变化，观察体重曲线的走向，从而评价宝宝的生长发育状况。

下面结合卫生部妇幼司印制的小儿生长发育图，具体解析如何评价0~3岁宝宝生长发育状况。

图标说明：图中的横坐标表示月龄，纵坐标表示体重（千克）。图中两条参考标准曲线为儿童的体格发育标明了健康之路。

测量方法：每次称完体重要记录测量日期和体重测量数值，在图上找到相应的月龄和体重测量数值，在月龄和体重测量数值相交的空格里面画一圆点，再画一条线将本次画的圆点和前次画的圆点连接起来，这样在小儿生长发育图中就出现一条宝宝的体重曲线。每次画完宝宝的体重曲线后，要看看体重曲线的走向，也就是评价宝宝的体重发育趋势。

曲线评价：通常有下列4种情况。

①宝宝的体重曲线在两条参考标准曲线之间，且与参考标准平行，说明宝宝体格发育正常（图1）。

②体重曲线平，说明宝宝体重未增加（图2），应请医生检查，分析原因，指导处理。

③体重曲线向下偏斜，说明宝宝体重减轻（图3），应立即请医生检查。

④体重曲线向上偏斜太多（图4），甚至达到最上面一条参考标准曲线，说明宝宝体重增加过快，也应立即请医生检查。

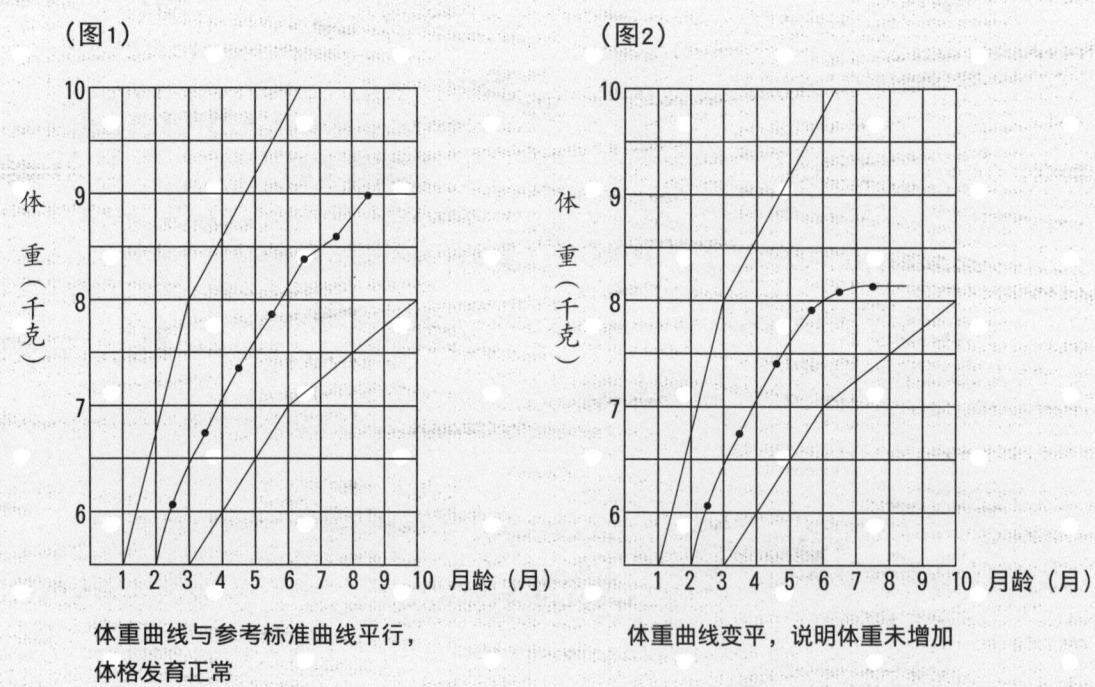

体重曲线与参考标准曲线平行，
体格发育正常

体重曲线变平，说明体重未增加

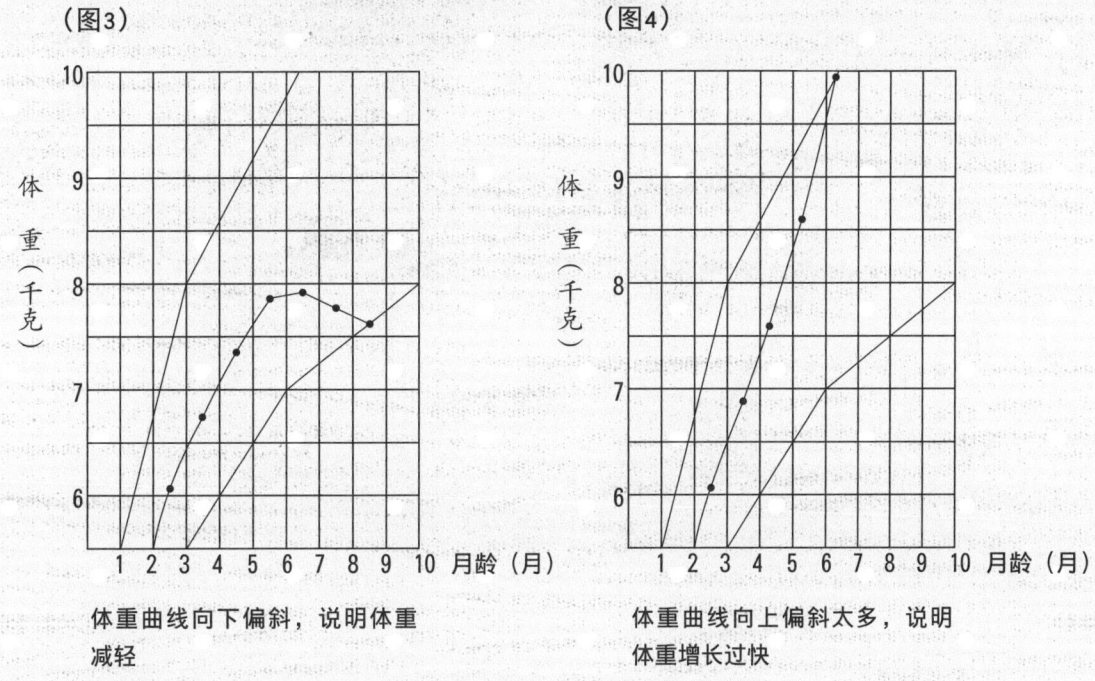

（图3）体重曲线向下偏斜，说明体重减轻

（图4）体重曲线向上偏斜太多，说明体重增长过快

3.分项粗略评价法（体重、身高、头围、胸围）。

体重：体重评价有3种计算方法。

①按体重增长的倍数来计算：已知出生体重，宝宝6个月时体重为出生体重的2倍左右；1岁时约3倍；2岁时约4倍；3岁时约4.6倍。

②按体重增长的速率来计算：宝宝在最初3个月内，每周体重增加180~200克；3~6个月每周体重增加150~180克；6~9个月每周体重增加90~120克；9~12个月每周体重增加60~90克。

③按公式推算：出生体重按3 000克计算。6个月以内体重＝出生体重＋月龄×600（克）；7~12个月体重＝出生体重＋月龄×500（克）；2~7岁体重＝年龄×2＋8（千克）。

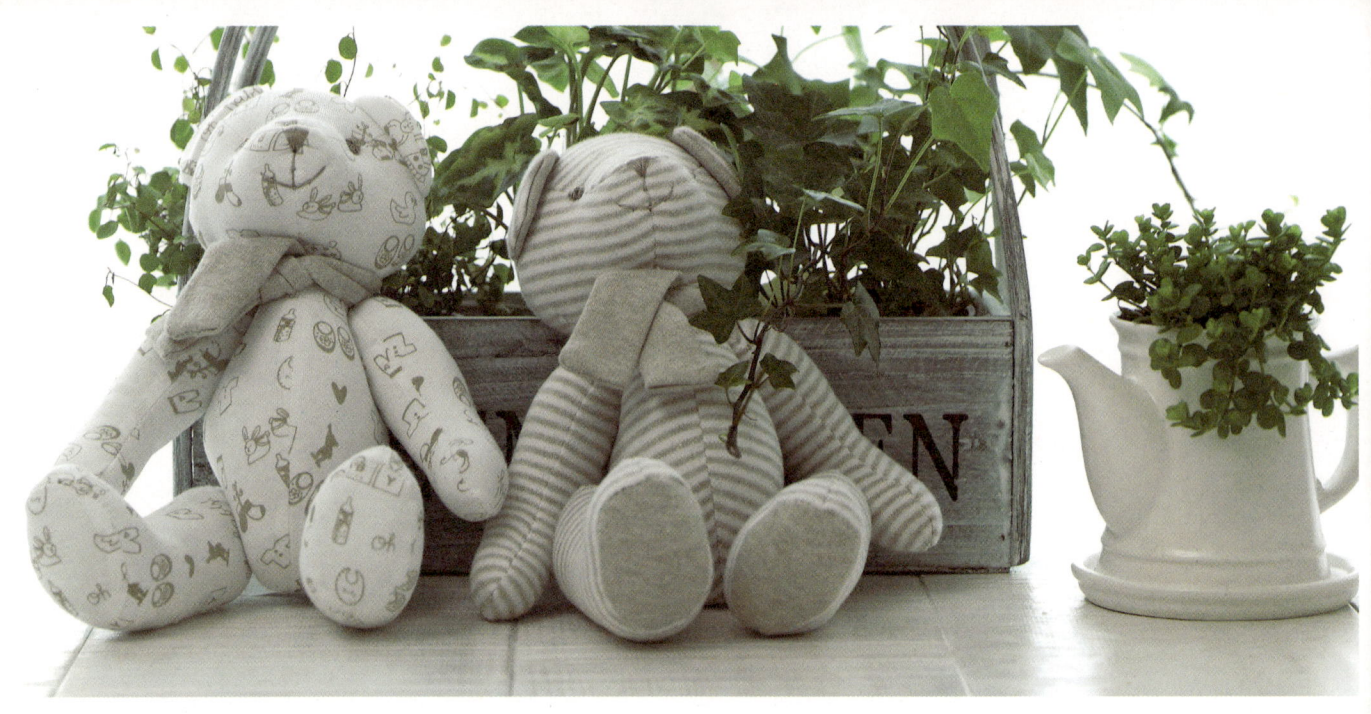

身高（身长）：3岁以下宝宝的身高，称为身长。身长评价有3种计算方法。

①按身高增长的倍数来计算：出生时身长按50厘米计算；宝宝1岁时身长为出生身长的1.5倍；4岁时身长为出生身长的2倍。

②按身高增长的速度来计算：1~6个月的宝宝，平均每月身长增加2.5厘米；7~12个月每月增加1.5厘米；1岁时达75厘米；2岁时达85厘米。

③按公式推算：宝宝2岁以后，平均每年身高增加5厘米；2~7岁身高＝年龄×5+75（厘米）。

头围：新生宝宝平均头围34厘米；1岁时头围为45厘米；2岁时头围为47厘米；4岁时头围为48.5厘米；以后则增长更少。

胸围：第一年胸围增长最快，共增加12厘米；第二年胸围增加3厘米；以后胸围平均每年增加1厘米。

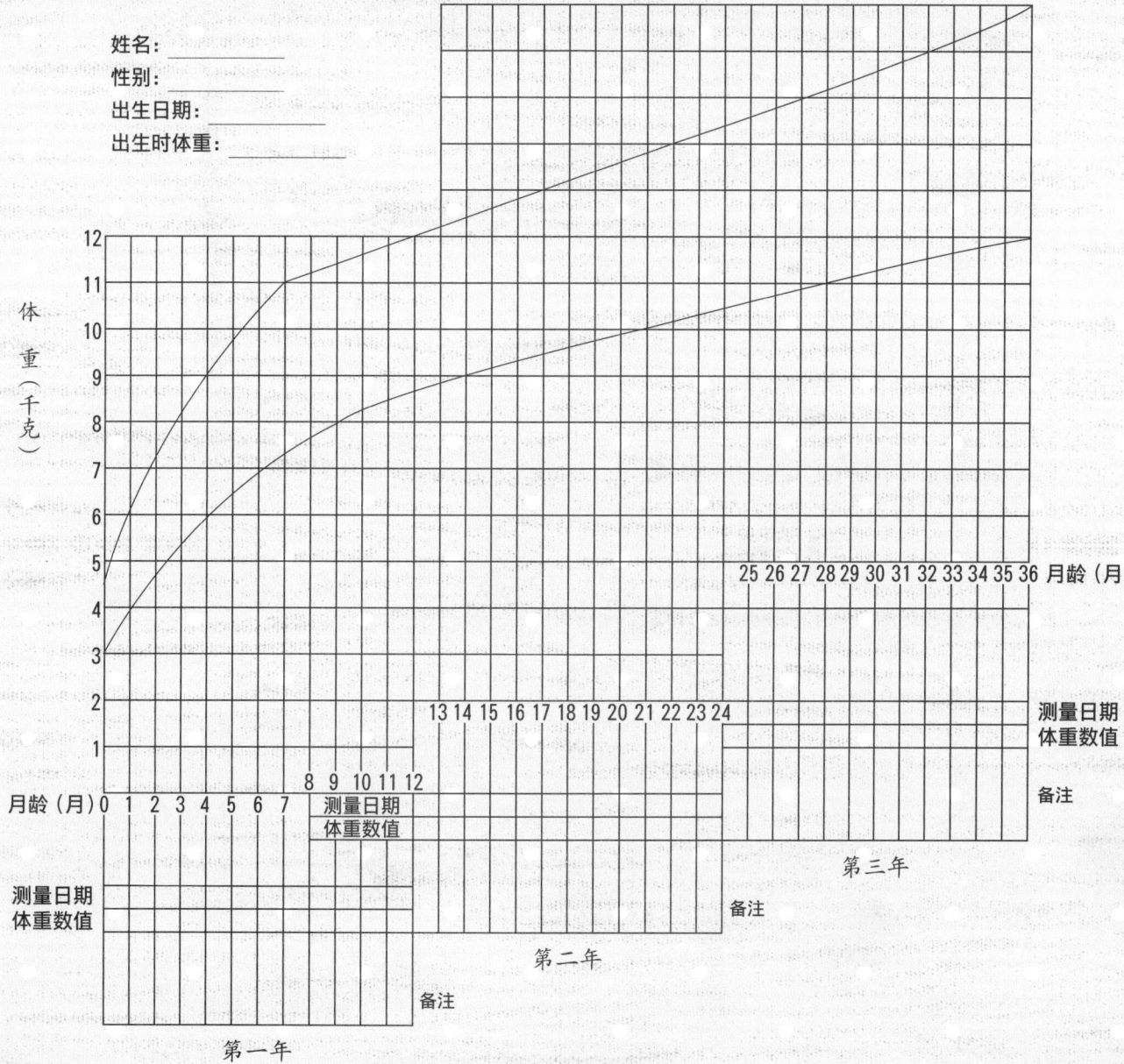

小儿生长发育图

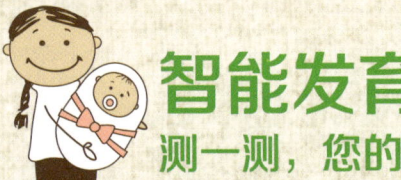

智能发育
测一测，您的宝宝智能发育水平达标了吗

 认识宝宝的大脑——宝宝智能发育的基础

● 大脑的构成和功能定位

大脑主要由左、右两个半球组成。大脑半球表面有许多弯弯曲曲的脑沟和脑回，就像一块皱拢起来的绸布，一旦展平，它的面积约2 250平方厘米。

大脑半球的表面为大脑皮层，主要由神经细胞的胞体组成。大脑皮层分为许多功能区。主要分为运动中枢、感觉中枢、视中枢、听中枢、语言中枢等。

● 大脑的发育特点及保护原则

大脑是全身发育最快的器官，因此也给宝宝智能发育提供了物质基础，新生宝宝的脑重只有350克；1岁宝宝的脑重迅速增至950克左右，植物神经发育基本完成；3岁时脑重即增至1 100克左右，小脑的发育已基本完成，能维持身体的平衡和加强动作的准确性；4岁儿童的大脑重量已达到成人的90%左右。

倘若在宝宝脑细胞分裂最活跃的时期，受到营养不足等因素的影响，势必对宝宝的智力发育带来严重的后果；同时中枢神经系统耗氧量大，对血糖的变动很敏感，因此，适量糖的供给是保证宝宝脑部功能正常发育必不可少的。

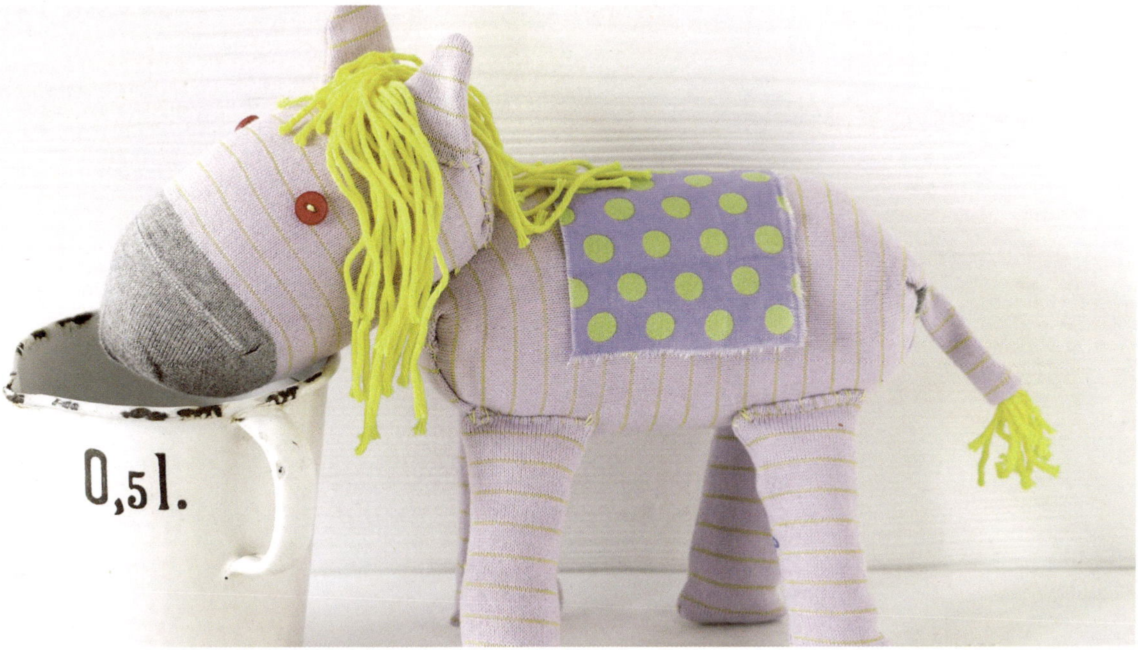

 宝宝智能发育的特点

●0~3岁是宝宝智能发育最迅速的阶段

在人的一生中,3岁以前年龄段是体格生长和智能发育最迅速的阶段。这个阶段,大脑的重量不断增加,结构变化迅速,皮质的沟回迅速形成并逐渐加深,脑的兴奋和抑制功能不断加强。所以,加强这个阶段对宝宝发育商的监测,对宝宝的智能发展十分重要。

●神经系统的发育程度决定相应心理活动的发生

神经系统除了指挥协调人体内的各种生理活动(吃、喝、大小便等等)以外,还有一个很重要的作用,那就是在环境作用下,脑可以产生各种思想,表现出各种行为,也就是所说的心理活动。因此,父母只有保证宝宝神经系统的发育完善,才能帮助宝宝形成健康的心理。

●宝宝心理发展是一个连续且有序的过程

宝宝神经系统的发育是一个连续的、有顺序的过程，在神经系统发育基础上产生的心理活动也是一个连续且有序的过程，每个过程都不会超越下一个过程。作为父母必须一步步帮助宝宝形成心理活动，而且不能操之过急，否则会揠苗助长。

●每一个宝宝发育速度不尽相同

尽管每一个宝宝的神经和心理发育、发展都要经过同样的过程，但是心理发展却受不同环境的影响；而心理发展和环境因素又反过来会影响宝宝的神经系统发育，因此，良好的环境和父母适度的教育，对宝宝的发育成长起到重要的促进作用。

 ## 智能发育的五大表现形式

●大运动

大运动主要指头颈部、躯干和四肢幅度较大的动作，比如抬头、翻身、坐、爬、站、走、跳、独脚站、上下楼梯、四肢活动和姿势反应、躯体平衡等各种运动能力。宝宝早期动作的发展在某种程度上标志着心理发展的水平，同时动作的发展可以促进整个心理的发展。

●精细动作

精细动作主要是指手的动作，以及随之而来的手眼配合能力。比如抓握、摇动、把弄、拇食指对捏、握笔涂画、搭积木、穿扣眼、模仿画竖道、折纸等。精细动作的发展和宝宝整个神经、心理的发展也是密切相关的，因为行为成熟的程序，正是从大运动和精细动作的逐步成熟开始的。这些动作也为宝宝以后的书写、绘画、劳作技巧和技能的发展奠定了基础。

●适应能力

适应能力主要指宝宝对外界刺激的分析和综合能力。如对物体和环境的精细感觉、解决实际问题时运用运动器官的能力、对外界不同情景建立新的调节能力等等。

宝宝的适应能力是一种含有思维成分的综合能力，它是在视觉、听觉、大运动和精细动作发展的基础上所形成的综合判断能力，通过它可直接观察出宝宝的智慧。有人认为适应能力是后期智力发展的前驱，可见在一定程度上，适应能力代表了宝宝的思维发展水平。

●语言能力

语言能力是指宝宝聆听和对语言做出反应的能力，比如能否熟悉物品的名称、遵循指示、模仿并说出词语等。语言对宝宝的心理发展有着十分重要的作用，它可以帮助宝宝记忆，促进思维发展，增强宝宝的想象力，还可以促进认识能力的发展，使宝宝的行动具有一定的目的和方向，最终促进儿童心理活动的迅速发生和发展。

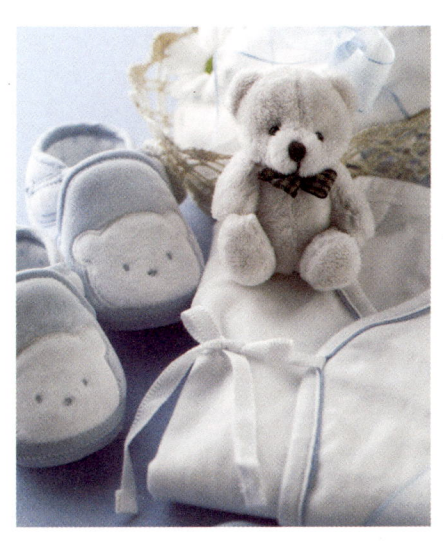

●社交行为

社交行为指的是宝宝对现实社会和文化的个人反应。宝宝的社交行为方式是由宝宝生长发育程度所决定的，有一定的发展顺序，不可能逾越。一般来说，社交行为主要指以下几个方面的能力：

1.社会交往能力。如逗引时宝宝有反应，见人会笑，能认亲人，认生，懂得父母的面部表情等等。

2.生活自理能力。如宝宝能开口表达个人要求，穿衣服时能配合，会脱袜子，会穿鞋等等。

3.适应外界要求的能力。如宝宝会控制大小便,有简单的是非观念,见到食物会兴奋,能自己吃饼干等等。

4.懂得社会常识。如宝宝懂得常见人和物的名称,会说出常见物品的用途,懂得桌子等用具是用什么材料做的,认识各种颜色等等。

智能监测与智龄及发育商测定方法

本书是根据首都儿科研究所研定的《0~3岁宝宝智能家庭自测项目表》,对宝宝进行智能测评。项目表基本上是按照前面介绍的智能表现形式的五大方面(五个能区)来排列和制定的,通过测定,可以判断被测宝宝从一个年龄段到另一个年龄段的发育进展情况,进而判断被测宝宝的智能是否符合正常的发育水平。其结果既可以用"智龄"来表明宝宝的发育速度,也可以用"发育商"来评价宝宝的智能发育水平。

●智能检测以开展家庭自测更好

智能检测的结果是根据不同年龄的宝宝所应具有的各种行为能力和掌握程度来确定的。在家庭中,父母经常和宝宝在一起,对宝宝在行为上的一些细微变化发现最早、观察最细,有利于充分判断宝宝各方面的实际能力。宝宝和父母之间最熟悉,不会有太大的拘束,在检测时,也有利于宝宝实际能力的发挥。

家庭自测在时间上比较灵活。在家庭自测中,由于父母和宝宝有充分的时间在一起,所以父母不需在规定的检测时间内一次完成,有的项目还可在一段时间内进行观察,这样检测的效果更好。

父母对宝宝观察全面系统。父母天天伴随着宝宝成长,所以对宝宝各种行为能力的观察是一个动态的过程,看到宝宝的生长发育情况更全面,能提高检测结果的准确性。

●家庭自测应准备的简易检测工具

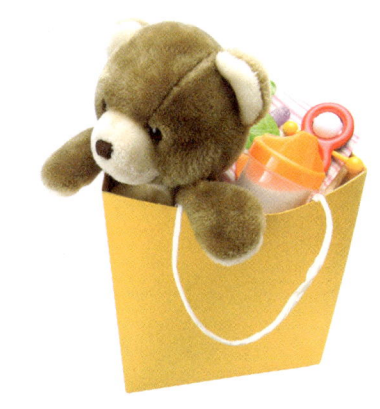

1. 小床：宝宝用的带围栏的小床。
2. 小桌：宝宝专用的长方形小桌或茶几。
3. 小椅：宝宝用的带靠背的椅子。
4. 逗引玩具：色彩鲜艳的塑料吹气玩具。
5. 小皮球：直径约6厘米的皮球。
6. 拨浪鼓：塑料外壳带响声的细柄拨浪鼓。
7. 方木：边长2.5厘米的红色正方体，10块。
8. 小丸：葡萄干或维生素药片。
9. 玻璃瓶：无色透明的广口药瓶，容量约30毫升。
10. 蜡笔：常用来在木材上画线的大蜡笔，颜色鲜艳，以红色为主。
11. 扣子：四孔的上衣纽扣，直径约1.5厘米。
12. 玻璃丝绳或细绳：长度约为50厘米。
13. 看图识字书。
14. 红线球：直径为10厘米的毛线缠绕的红球，并留有20厘米可提拉的线头。
15. 带盖子小瓶：高5～6厘米，瓶底直径约3厘米，瓶口直径约2.5厘米。
16. 圆形塑料片：2片。大圆片直径约为10厘米，小圆片直径约为8厘米，用颜色鲜艳的塑料垫板做成。
17. 不带颜色的线条图。分别画有牙齿、树叶、铲子、雨伞、台灯、红旗、轮船、手臂及手、大树、房子、枪、脚、帽子、刀、钥匙、壶、电话和飞机等图形。
18. 水杯：2只无柄的水杯，高约10厘米。1只有柄的水杯，高7～8厘米。
19. 铃铛：以铜铃铛为佳。如以其他铃铛代替，声音必须响亮。
20. 6幅图片：如猫缺尾巴、手缺手指、桌子缺腿、女孩缺嘴、房子缺门、汽车缺轮胎。

● 检测前父母应当了解的情况

对自己宝宝生长发育的一般资料做到心里有数。首先要了解宝宝的一般发育状况，如出生时的体重、孕周，出生后的身长、体重和头围方面的体格发育指标等等；其次是掌握对宝宝早期教育的情况。父母只有掌握了这些情况，才能综合分析宝宝的智能发展。

对将要检测项目的行为要求有所了解。父母在学习和了解本书所介绍的宝宝智能的正常发育过程，各关键年龄阶段大运动、精细动作、适应能力、语言和社交行为五个能区所应达到的标准。在五个能区各主要行为的发育过程和前后关系等内容的基础上，父母的脑海里就要建立起各年龄阶段正常宝宝所应有的行为概念，然后和自己宝宝在相应年龄阶段的各种行为表现进行对比，这样，就能对自己宝宝的智能水平做出比较正确的判断。

● 检测时应该注意的几个具体问题

检测环境要安静，不要让孩子分心。检测时，宝宝一般由母亲抱着进行；宝宝能较长时间独坐后，可以坐在小桌边进行检测。检测完一个项目后，父母应把检测工具收起来，再换下一项。检测顺序应先从容易的项目开始。从简单项目开始检测，有利于激发宝宝的兴趣和注意力，可以提高宝宝对以后项目检测的兴致和成功度。

孩子年龄应以实际年龄计算，通常以检测年、月、日减出生年、月、日获得。在计算时有两点需要说明：①由日变月时以30天计；②实际年龄以月为单位，不足1个月的天数，除以30天。如孩子出生日期为2010年8月11日，检测日期为2011年6月8日，实际年龄为：

$$\begin{array}{r} 2011年6月8日 \\ -2010年8月11日 \\ \hline 9月27日 \end{array}$$

27日÷30＝0.9个月
9个月＋0.9个月＝9.9个月
即孩子的实际年龄是9.9个月。

● 智龄的测定方法

这里，结合"0～3岁宝宝智能家庭自测项目表"，来具体说明如何测定宝宝的智能。

父母在给宝宝进行检测时，凡通过的项目，请在检测表相应的□里打"o"，没有通过的项目，在□里打"×"。检测项目分五个能区，难度随宝宝月龄的增长而增加。

检测时，应以宝宝实际月龄组的项目为中心，再前后各延伸一个月龄组，也就是说必须检测3个月龄组的项目。如一个4个月大的孩子，应先从4个月龄的项目开始查，再向前测第3个月龄的项目，最后向后测第5个月龄的项目。

注意：

1.每个能区的项目应当在两个相邻的月龄组都获得通过后，才能视为通过。

2.如果某一能区的项目不能同时在两个相邻的月龄组通过，就必须再向前面的月龄组延伸继续检测，直到两个相邻的月龄组都通过为止。

3.如果一开始检测三个月龄组时，有的项目通过了，就要向后继续延伸检测，重点是检测已经通过能区的相应项目。

4.通过月龄以高的一个月份为准。

为便于家长掌握，我们将通过项目的月龄数定为该项目的实际得分值。如一个8个月大的孩子，在检测"大运动"项目时，9个月龄的项目和8个月龄的项目都通过了，10个月龄的"大运动"项目没有通过，那么，这个孩子的"大运动"项目即得9分。假如这个孩子10个月龄的项目也通过了，那么就得10分。

在五个能区都检测完以后，我们将每一项实际得分加在一起，再除以5（测查能区数），所得的商即为被测儿童的智龄。

$$智龄 = \frac{五个能区项目通过月龄之和}{5（测查能区数）}$$

下面，我们根据不同情况举几个例子来说明。

例一：

能区 \ 月龄	1	2
大运动	1回 拉腕坐起头竖直片刻	6☒ 俯卧头抬离床面
精细动作	2回 触碰手掌紧握拳	7☒ 拨浪鼓留握片刻
适应能力	3回 听声音有反应	8☒ 立刻注意大玩具
语言能力	4回 自发细小喉音	9☒ 发a、o、e等元音
社交行为	5回 眼跟踪走动的人	10☒ 逗引时有反应

先来看一下一个出生1个月宝宝的检测结果。如上表所示，该宝宝在1个月规定的项目内全部通过，于是就可检测2个月的项目，但全都没有通过，那么这个孩子的智龄是：

$$智龄 = \frac{1+1+1+1+1 \text{（五个能区项目通过月龄之和）}}{5 \text{（测查能区数）}} = 1.0$$

例二：

能区 \ 月龄	2	3	4	5
大运动	6回 俯卧头抬离床面	11回 俯卧抬头45°	16☒ 俯卧抬头90°	21☒ 独坐头身前倾
精细动作	7回 拨浪鼓留握片刻	12回 拨浪鼓留握0.5分钟	17☒ 摇动并注视拨浪鼓	22☒ 抓住近处玩具
适应能力	8□ 立刻注意大玩具	13回 眼睛跟红球转动180°	18☒ 找到声源	23☒ 拿着一块方木注视另一块
语言能力	9□ 发a、o、e等元音	14回 笑出声音	19☒ 咿语作声	24☒ 对人及物发声
社交行为	10□ 逗引时有反应	15回 见人会笑	20☒ 认亲人	25☒ 见食物兴奋

一个出生满4个月的宝宝，在按照上表要求检测第4个月龄的项目时，有两项（16、17

项）没有通过，三项（18、19、20项）通过。查5个月的项目（21～25项），全都没有通过。按照"每个能区的项目应该在两个相邻的月龄组都获通过才能视为通过"的要求，再向后延伸检测2个月的6、7项，也全部通过，那么这个孩子的智龄是：

$$智龄 = \frac{3+3+4+4+4}{5} = 3.6$$

例三：

能区 \ 月龄	6	7	8	9
大运动	26回 仰卧翻身	31回 独坐自如	36回 双手扶物可站	41⊠ 会爬
精细动作	27回 会撕纸	32回 把弄小球	37⊠ 试图取第三块方木	42⊠ 拇食指捏小丸
适应能力	28回 玩具失落会找	33回 方木换手	38⊠ 有意识摇铃	43⊠ 方木对敲
语言能力	29回 叫名字转头	34回 发"ma-ma、da-da"音（无所指）	39回 模仿声音	44⊠ 会欢迎、再见
社交行为	30回 会躲猫猫	35回 对镜有游戏反应	40回 懂得成人面部表情	45⊠ 懂得表示不要

一个出生满7个月的宝宝，在按照上表要求检测第7个月和6个月的项目时全部顺利通过，检测8个月的项目时有三项（36、39、40项）也得到通过，有两项（37、38项）未能通过。为此，再继续检测9个月的项目（41～45项），结果均没有通过。那么这个孩子的智龄是：

$$智龄 = \frac{8+7+7+8+8}{5} = 7.6$$

例四：

能区 \ 月龄	7	8	9
大运动	31□ 独坐自如	36□ 双手扶物可站	41□ 会爬
精细动作	32□ 把弄小球	37□ 试图取第三块方木	42□ 拇食指捏小丸
适应能力	33□ 方木换手	38□ 有意识摇铃	43□ 方木对敲
语言能力	34□ 发"ma-ma、da-da"音（无所指）	39□ 模仿声音	44□ 会欢迎、再见
社交行为	35□ 对镜有游戏反应	40□ 懂得成人面部表情	45☒ 懂得表示不要

能区 \ 月龄	10	11	12
大运动	46□ 扶栏站起	51□ 独站片刻	56☒ 独站稳
精细动作	47☒ 拇食指动作熟练	52☒ 打开包方木的纸	57☒ 全掌握笔留笔道
适应能力	48□ 拿掉扣方木的杯子玩方木	53☒ 方木放入杯中	58☒ 盖瓶盖
语言能力	49□ 模仿发语声	54□ 有意识地发一个字音	59☒ 要东西知道给
社交行为	50☒ 懂得常见的人及物名称并会表示	55☒ 懂得"不"	60☒ 穿衣知配合

一个出生满10个月的宝宝，由于10个月和9个月的"社交行为"项目未通过，遂又检测了8个月的"社交行为"项目（40项），获得通过。再测7个月的"社交行为"项目（35项），也获得通过。那么"社交行为"项目的通过月龄为8。另外，向后延伸检测11个月的项目，有两项（51、54项）通过，故必须再测12个月的项目（重点是56、59项），结果全都没有通过。那么这个孩子的智龄是：

$$智龄 = \frac{11+9+10+11+8}{5} = 9.8$$

●发育商的测评方法

根据前面介绍的几个例子进行综合分析可以看出，测得的智龄与宝宝实际月龄之间的关系，也就是宝宝的智能水平，可用发育商（即DQ）来表示。

例一：前面介绍的一个满4个月的婴儿，测得的智龄为3.6，那么发育商为：

$$发育商（DQ）= \frac{3.6（智龄）}{4.0（实际月龄）} \times 100 = 90$$

例二：前面介绍的一个满7个月的婴儿，测得的智龄为7.6，那么发育商为：

$$发育商（DQ）= \frac{7.6（智龄）}{7（实际月龄）} \times 100 = 108.5$$

0~3岁宝宝的智能水平大体上可以分为五个等级，按照这个标准，例一、例二的两个宝宝的发育商（分别为90和108.5）均在85~114之间，所以都应该属于中等智能水平。

1~3岁宝宝智能家庭自测项目表

月龄＼能区	大运动	精细动作	适应能力	语言能力	社交行为
15个月	61□ 独走自如	62□ 从瓶中拿到小丸	63□ 翻书两次	64□ 会指眼、耳、鼻、口、手	65□ 会脱袜子
18个月	66□ 扔球无方向	67□ 模仿画道道	68□ 方木搭高4块	69□ 说10个字音	70□ 白天会控制大小便
21个月	71□ 扶栏上楼	72□ 玻璃丝绳穿过扣眼	73□ 方木搭高7~8块	74□ 说3~5个字的句子	75□ 开口表示个人需要
24个月	76□ 双足跳离地面	77□ 穿纽扣后拉过线	78□ 一页页翻书	79□ 说两句以上儿歌	80□ 说常见物用途
27个月	81□ 独自上楼	82□ 模仿画竖道	83□ 认识大小	84□ 说8~10个字的句子	85□ 脱单衣或单裤
30个月	86□ 独脚站2秒	87□ 能用玻璃丝连续穿过3~5个扣子	88□ 知道红色	89□ 说出10种因素	90□ 能主动配合父母穿衣服
33个月	91□ 立定跳远	92□ 模仿画面	93□ 方木搭高10块	94□ 说出性别	95□ 会穿鞋
36个月	96□ 两脚交替跳	97□ 折16开纸成边角整齐的长方形	98□ 懂得"2"字	99□ 懂得"冷了""黑了""饿了"	100□ 会扣纽扣

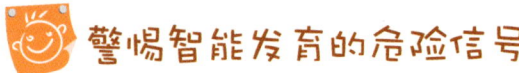 **警惕智能发育的危险信号**

与正常宝宝的智能发育过程相比较，有些孩子在一定的年龄范围内，迟迟不能达到所规定的行为标准，这种现象即通常所说的智能发育危险信号。父母在给宝宝进行智能检测的过程中，除了掌握正常宝宝智能发育的特点以外，还要注意影响宝宝智能发展的各种有害因素。这些先天的或后天的致病因子一旦对孩子真正发生影响，势必会在2岁以前出现一些不正常的危险信号。

下面按年龄顺序谈谈常见的危险信号。

●3个月宝宝的危险信号

①宝宝的颈部仍软弱无力，不能自己抬头。
②对周围声音没有反应。
③见到亲人不会笑。

●6个月宝宝的危险信号

①宝宝双手仍常常紧握，两眼总看着手。
②两眼对周围的人和物没有反应，见到亲人缺乏兴趣。
③进食时没有咀嚼动作，常发生吞咽困难。
④老实躺着，从来不哭，整天睡觉，没有吃和玩的要求。有时被家长误认为"很乖"。

●9个月宝宝的危险信号

①宝宝不会翻身，也不会坐。
②不会抓取近处玩具，也不会将玩具倒手。

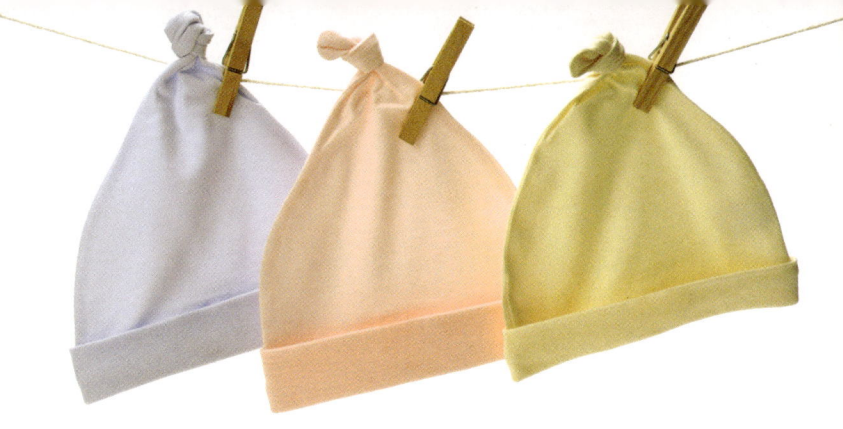

●12个月宝宝的危险信号

①宝宝自己不会爬。

②不会用拇指、食指配合捏住花生米粒，也不会捏饼干渣。

③不会伸出食指，不会用食指指人和物，也不会用拇指、食指做抠、挖动作。

④常表现出无目的的多动，注意力不集中，容易烦躁。

●18个月宝宝的危险信号

①宝宝不会站立。

②不会叫"爸爸"和"妈妈"。

●24个月宝宝的危险信号

①宝宝不会独自行走。

②不会按照要求指出自己的眼、耳、鼻、口等。

③宝宝仍然常流口水。

应当强调指出，在宝宝成长发育的过程中，出现个别危险信号并不意味着这个宝宝就存在智力缺陷或智力低下，确切地讲这只是给父母警示的一个信号。此时，作为父母除了继续进行细致地观察外，更重要的是要及时去相关医院，请专业人士进行更详细地检测。即使检测结果表明宝宝确有智力低下，父母也不要气馁，要针对宝宝的具体情况，尽早采取相应的干预措施。经过一段时间的积极训练和培养，有的孩子是有可能赶上正常儿童发育水平的。

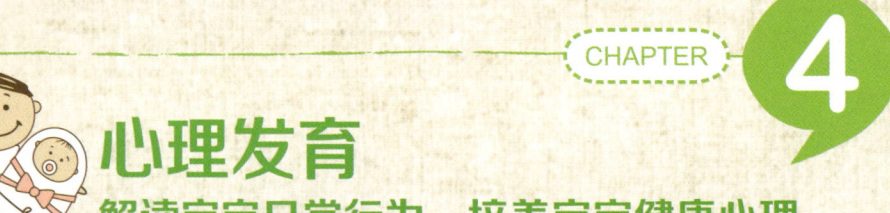

CHAPTER 4 心理发育

解读宝宝日常行为，培养宝宝健康心理

宝宝心理发育内容和特点

● 宝宝心理发育内容

0~3岁是宝宝心智发展最快、变化最大的时期，宝宝从吃奶、断奶到逐步学会吃饭，从完全躺卧在床上到随意独立行走，从完全不会说话到最初的语言交流……在宝宝体格生长发育的同时，尤其是语言能力进一步提高后，宝宝的认识能力、生活能力、人际交往能力都有了较为迅速的发展，心理发育也逐渐发展并完善起来。

宝宝的心理发育内容主要包括：认知能力（感知觉、注意力、观察力、记忆、思维、想象、创造力），情绪和情感，意志。

● 宝宝心理发育特点

0~3岁这个阶段的宝宝是儿童生长发育最快的时期之一，处于无条件接受期，也就是无条件地从外界学习模仿的一个早期过程。

1岁前的宝宝心理上正与母亲或照顾者之间建立起良好的信赖感。5个月前的宝宝还物我不分、分辨不出自己身体与外界的区别；6个月的宝宝就能把自己的母亲及其照顾者同其他陌生人区别开来，开始认生，并表现出分离性焦虑，不愿与母亲分离。如果经过父母反复的言语和动作训练、情感的传递、外界的刺激，宝宝就能渐渐依靠自己的感官如视觉、嗅觉、触觉、听觉等逐步感知周围事物，认识外界物体，发展出自我意识。

2～3岁的宝宝在心理发展过程中的特征表现出明显的自主性。这时的宝宝已能独立行走，手的动作有了相当的发展，学会了使用工具，同时语言能力发展也相当明显，能用语言来沟通情感，探索环境活动增多，并希望按自己的意愿行事。这个时期，宝宝自我概念初步形成，能表现出各种基本情绪，如焦虑、恐惧、羞怯、敌意和愤怒；同时，宝宝的认识能力、生活能力、人际交往能力都有了较为迅速的发展。

 宝宝认知功能的发展

● **感知觉的发展**

感知觉就是感觉和知觉。感觉如视觉、听觉、皮肤觉等，知觉如空间知觉、时间知觉，它是人脑对直接作用于感觉器官的客观事物的整体的反应。

宝宝出生后就有了感知觉，对事物的认识也

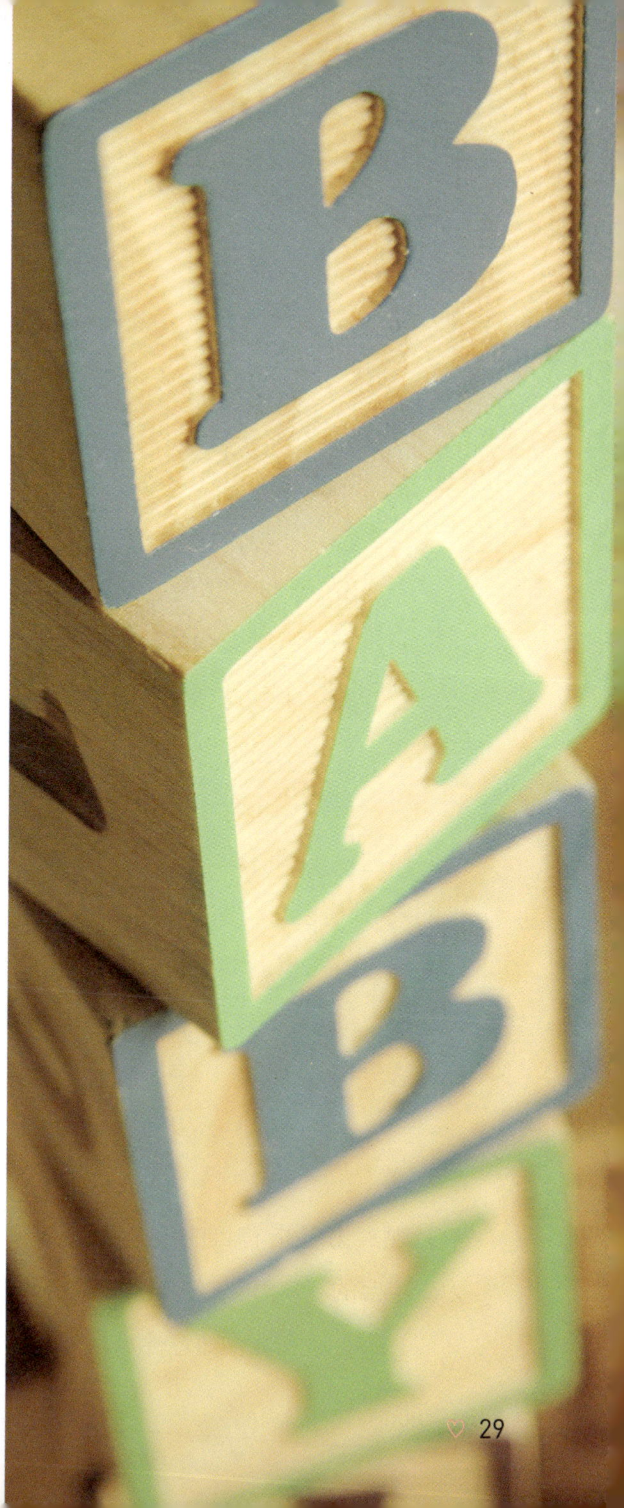

是从感知觉开始的。在视觉方面宝宝一开始就能正确地辨别各种基本颜色（如红、黄、蓝、绿等），但对一些混合色（如紫色、橙色等）和色度不同的颜色（如粉红、大红、深红等）还不能很好地辨别；在听觉方面，由于语言能力的发展，宝宝能更好地辨别词音，比如音量、音调等等；在皮肤觉方面，宝宝能够更好地辨别客观物体的各种不同属性，比如软的、硬的，热的、冷的，光滑的、粗糙的，干的、湿的等等。

● **注意力的发展**

注意力是人的心理活动对外界一定事物的指向和集中的能力。

宝宝出生后还说不上有注意力，或者最多只是有无意注意的萌芽。大约从3个月开始，孩子开始能比较集中地注意一个新鲜的事物；从5、6个月起，能够比较稳定地注视一个事物，但时间还不能持续很长。1岁之后宝宝清醒的时间不断延长，觉醒状态也比较规律，因此注意力的发展也较迅速。宝宝从2岁开始，便对周围很多事物感兴趣，无意注意有了进一步的发展，能够比较长时间地集中注意某一事物。到了3~4岁，宝宝开始自觉地、有目的地控制自己的注意力，并且能靠意志去努力保持注意。

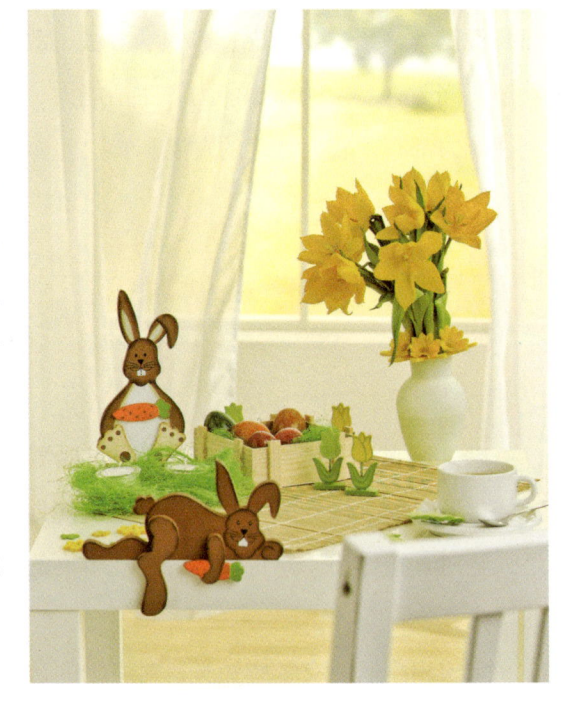

● **观察力的发展**

观察力是指有目的地观察某一事物的能力。宝宝的观察力较差，具有以下几个特点：

1.缺乏随意性。随意性是指有一定目的，

要求和方向的观察。宝宝年龄越小，观察的随意性就越低。宝宝观察的兴趣常常依事物本身的特性为转移。一般认为，宝宝对色彩鲜艳的物体、活动的物体、特殊的声响最感兴趣，也最能引起他的探究和观察。

2.缺乏细致性。宝宝往往只注意事物的轮廓，不大注意事物各部分之间的关系。对自己喜欢的东西就反复观察，对那些不感兴趣的事物视而不见。观察比较紊乱，效果较差。

3.缺乏独立性。宝宝观察事物易受父母的影响和暗示，往往用父母说过的话复述观察结果，缺乏独立性。

4.缺乏稳定性。宝宝观察持续的时间短，极易受无关刺激的干扰而转移观察的目的。3~4岁宝宝的观察时间平均只能持续7秒钟。

●记忆的发展

记忆就是我们在生活实践中认识过或做过的事物在头脑中留下的痕迹。

宝宝常常不能为了设定的目的而去识记什么。但在记忆发展的过程中，宝宝的再认能力也在不断加强。1岁的时候，只能再认几天或十几天前见过的事物，到3岁的时候，就已经能再认相隔几十天或几个月的事物了。另一方面，宝宝的重现能力也开始发展起来。约在2岁的时候，能重现的只限于几天以内的事情。而在3岁的时候，就可以重现几个星期以前的事情了。

●思维的发展

思维是人脑对客观现实间接的、概括的反映。

宝宝在日常生活中，由于经验的不断积累会出现具有一定概括性的思维活动。0~3宝宝的思维是具体的、形象的、直观的，思维往往是在动作中进行的。这个时期，宝宝思维的产生是直接和以词为中介的概括能力的形成相联系的。

●想象的发展

想象是对已有的表象进行加工的一种心理过程。新生宝宝还不具有想象的能力。1~2岁的孩子，只有想象的萌芽，甚至还说不上是想象，只是一种生动的重现而已。比如，当宝宝拿到布娃娃的时候，会给布娃娃穿衣服、喂东西，这时，在宝宝的头脑中会重现妈妈或阿姨给自己穿衣、喂饭的情景。3岁的时候，宝宝会开始做一些带有最简单的主题的游戏。但是，在整个婴幼儿时期，宝宝想象的水平是很低的，想象的内容非常简单贫乏，缺乏自觉的确定的目的，想象的内容总是零散的片段。

宝宝情绪和情感的发生与发展

人对客观事物会有不同态度，也就会产生不同的情绪和情感。比如，顺利完成一件事时会感到轻松愉快，失去亲人会感到悲痛，面对敌人会感到愤恨，面临危险会感到惊慌等等。情绪和情感属于非智力因素，但是对宝宝的健康成长却是非常重要的。

●宝宝情绪随着年龄变化而逐渐乐观

新生宝宝由于需要适应一个全新的环境，难免感到不适，因此情绪上比较消极。2个月的宝宝逐渐适应了外面的世界，而且吃得饱、睡得好又温暖，还可以得到父母的爱抚，所以情绪渐渐好起来，显得比较积极。5~6个月的宝宝，由于对颜色鲜艳和有响声的玩具特别感兴趣，所以在玩乐当中显得非常愉悦。1岁以后的宝宝一般总是喜欢不停地活动，而活动又让宝宝得到了极大的快乐。

●宝宝会渐渐产生复杂的情感体验

除了情绪之外，宝宝也开始有了比较复杂的情感体验，比如，喜欢跟亲近的人交往，并可从中产生愉快的体验。宝宝也有了同情心，当母亲或其他亲人有痛苦时会表示同情。

父母对宝宝的情绪和情感必须正确引导，如果引导不当，就会让宝宝产生和发展一些否定的、不良的情绪和情感，如嫉妒、见生人怕羞、怕黑暗、怕雷声、爱发脾气等等。所以，从小培养良好而丰富的情绪和情感是十分重要的。

宝宝意志的发生与发展

意志是人们为了实现某种预定的目的，在行动中自觉克服困难时所表现出来的心理过程。

● 宝宝意志是逐渐产生的

新生宝宝是没有意志的。1岁以后，宝宝可以逐步调节自己的行动，会表达"我要"、"我不要"等等，这说明宝宝的行动带上了最初的目的性，出现了意志的最初形态。2~3岁的宝宝已初步可以为了一定的目的而有意地抑制自己的行为，比如宝宝可以坐好等待分配食物，并且大声说"不要动！"3岁的宝宝可以表现出强烈的独立行动的愿望，要求"自己来"，不愿意接受别人的帮助，这些都是宝宝意志行动开始发展的标志。

● 宝宝最初的意志力很差

0~3岁这一时期，宝宝的意志行动力还是很差的，不能较长时间地控制自己，而且行动还有很大的冲动性。但是，只要父母通过正确的培养和引导，就可以帮助宝宝养成一些最初的良好的意志品质。例如，打针或摔倒时不哭，短时间内能坚持按父母和老师的要求做等等。宝宝在0~3岁这段时间，只要父母坚持教育宝宝要学会初步辨别是非、努力克服困难，并为争取达到某个要求而控制自己，就可以培养出宝宝今后拥有良好的道德品质。

Part 2

13～15个月
"任性"宝宝真让妈妈头疼

育儿要点
Parenting Points

保证合理营养，平衡膳食。

注意断奶后科学喂养。

加强训练宝宝独走和跑的动作。

教宝宝学说话和用语言表达。

训练宝宝认颜色、辨形状、分大小、乱涂鸦。

发展宝宝的认知能力。

提供宝宝与同伴交往的机会，促进社交能力的发展。

理解宝宝的语言动作，满足宝宝的正当要求。

有条件接种计划外疫苗的，推荐给宝宝接种水痘疫苗。

有条件接种计划外疫苗的，推荐给宝宝接种流行性感冒疫苗，1～3周岁每年注射2针（间隔1个月）。

体格发育

在1岁时,宝宝的体重约为出生时的3倍,身长增加了25厘米左右,头围和胸围也有所增加。在这一阶段宝宝的饮食量会有所减少,这是因为宝宝的身体需要减少。

 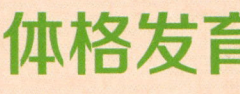 13~15个月宝宝体格发育指标

男宝宝		女宝宝	
身高	73.4~85.0厘米,平均79.2厘米	身高	71.9~83.9厘米,平均77.9厘米
体重	8.1~12.6千克,平均10.4千克	体重	7.7~11.9千克,平均9.8千克
头围	44.2~49.4厘米,平均46.8厘米	头围	43.2~48.4厘米,平均45.8厘米
胸围	43.1~51.1厘米,平均47.1厘米	胸围	42.1~49.7厘米,平均45.9厘米
出牙数(15个月末)	9~11颗	出牙数(15个月末)	9~11颗

您的宝宝身体发育记录

第13~15个月身高　　（厘米）　　第13~15个月胸围　　（厘米）

第13~15个月体重　　（千克）　　第13~15个月前囟　　（厘米）

第13~15个月头围　　（厘米）　　第13~15个月牙齿　　（颗）

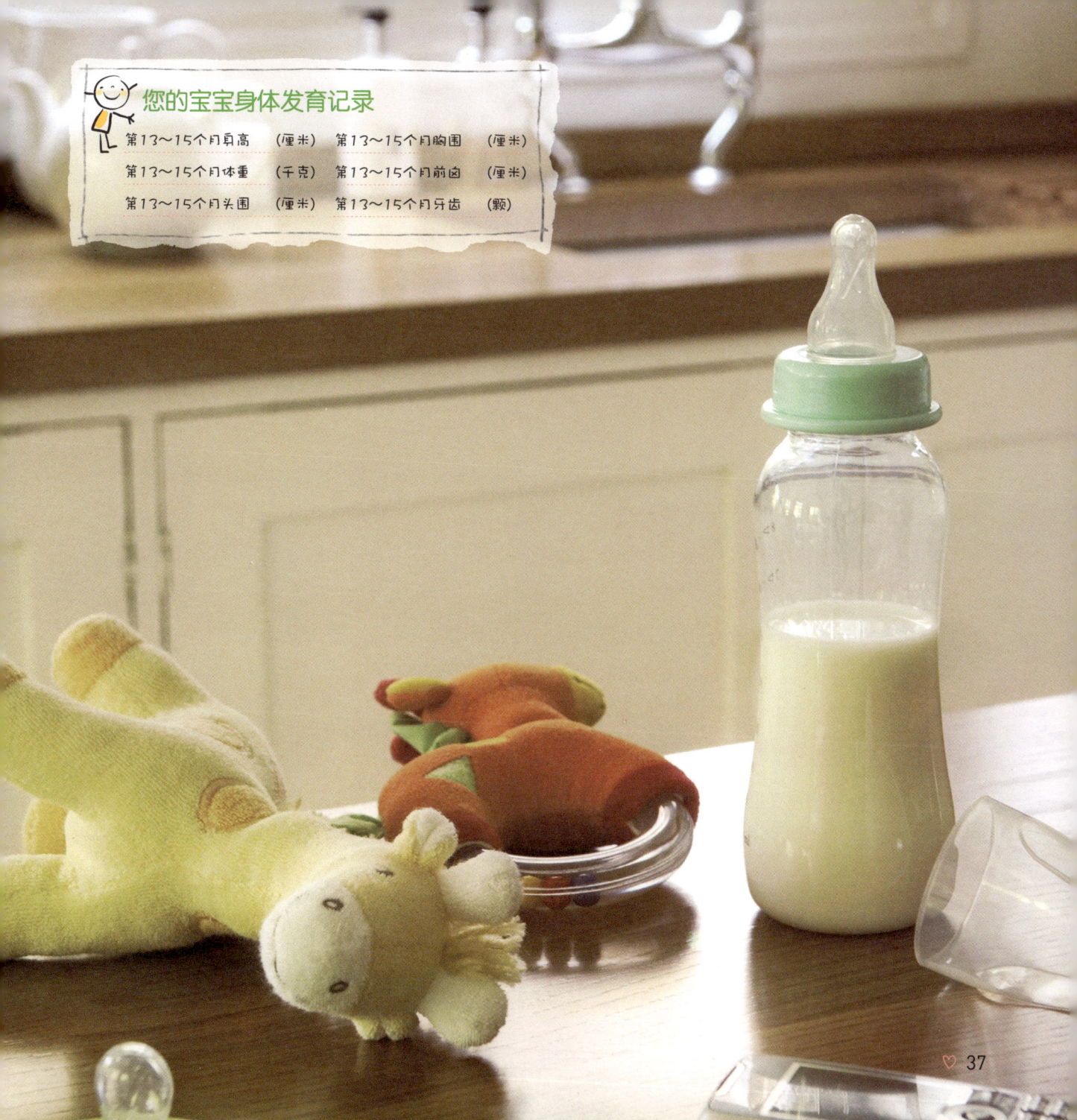

体格发育专家促进方案

● 13~15个月宝宝喂养重点

1岁以后的宝宝已经进入幼儿期,幼儿期是仅次于婴儿期的发育阶段,需要大量蛋白质、脂肪、淀粉、维生素、矿物质等营养,其中动物蛋白比较重要。这个时期,大部分宝宝都能从食物中摄取营养,但是尚不能充分消化这些食物,所以必须给宝宝提供适合吃的食物,宝宝吃的饭菜不要太硬,饮食以多样化为宜。

幼儿期是宝宝饮食时多时少、吃饭时爱玩,高兴时就多吃些,不高兴时就吃得少些的时期。对于13~15个月的宝宝来说,父母还是应该注意宝宝营养摄取的平衡,让宝宝吃配有淀粉、蛋白质、脂肪、蔬菜和水果等营养全面的饭菜。

这个时期,妈妈还可以让宝宝动手抓食物吃,用手抓饭吃可以增强宝宝手指的灵活性和肌肉的发育,这种方式能够给他带来一定的愉快感觉,也能促进他的食欲。妈妈只要注意在吃饭前将宝宝的小手洗干净,就可以放手让他自己随意地吃。等宝宝的手指肌肉发育到一定的程度,妈妈就要让宝宝养成用筷子和匙子吃饭的文明就餐习惯。

● 13~15个月宝宝的饮食安排

13~15个月的宝宝每天都应该吃一点牛奶、肉、鱼、蛋、豆类及其制品。宝宝要多吃菜,每餐应相当于大人的2/3量。

13~15个月的宝宝要多喝牛奶。鲜牛奶中含有丰富的蛋白质、矿物质、钙质等,在宝宝骨骼发育旺盛的幼儿期里,是不可缺少的营养。在这个时期最好每天喝400~500毫升配方奶,可以在吃点心时喝,也可以当饮料给宝宝喝,还可以用于煮菜。

宝宝每天喂食主餐3顿,添加辅食2次,单独添加配方奶1次。喂食主餐具体时间为:上午8时（同时添加配方奶250毫升）；中午12时；下午6时。添加辅食具体时间为：上午10时；下午3时。添加配方奶具体时间为：晚上9时，添加250毫升。

● 13~15个月宝宝饮食注意事项

不要让宝宝多吃甜食。父母不可过多地给宝宝吃甜味食品，或者在餐间用葡萄糖水代替白开水给他喝，宝宝一旦习惯了吃甜味食品，容易对其他味淡的食品产生反感的情绪，拒绝吃其他食物。此外，经常吃甜食，还会让宝宝可爱的小乳牙受到破坏。

不宜大量吃菠菜。以前人们认为菠菜补血，但菠菜中所含有的有机酸并不能被宝宝的身体吸收，而且会带着身体内的铁等元素一起排出体外，造成贫血。

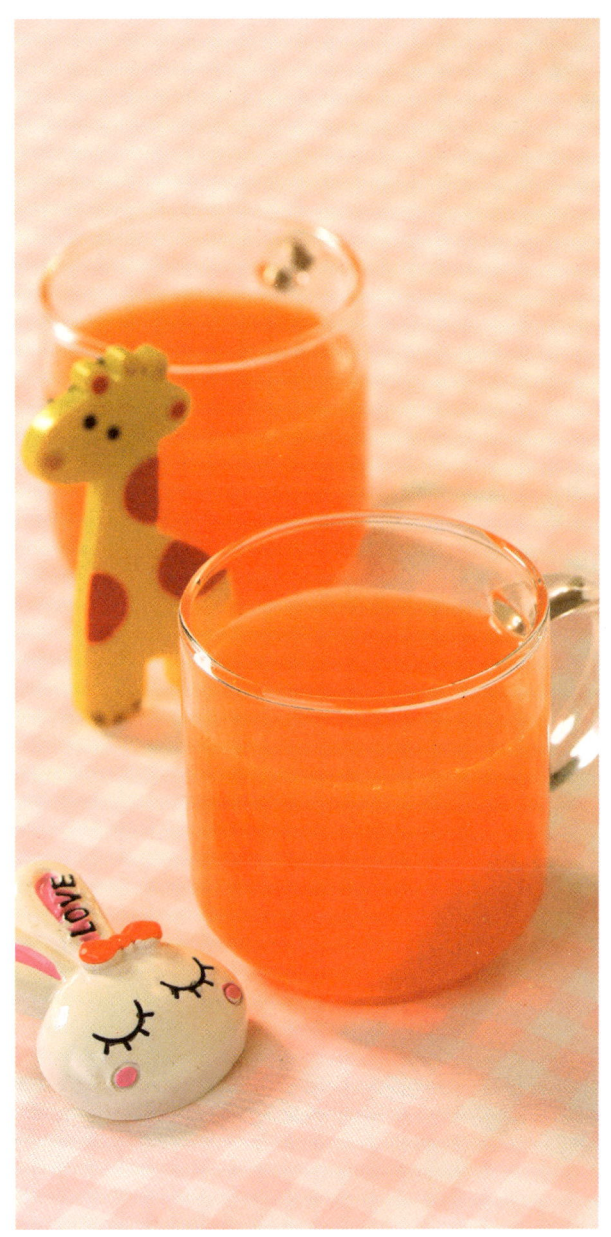

智能发育

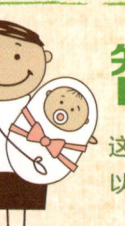

这个时候宝宝已经学会了走路，小手也越来越灵活，自我意识进一步增强，可以考虑让宝宝开始接触其他的宝宝。带着宝宝去和他的朋友们聚会吧。

 智能发育测评

大运动

大运动发育水平

- 宝宝能独自走，并且行走自如，很少因为失去平衡而跌倒。
- 宝宝能够小跑，但动作僵硬，跑步时身体稍向前倾就会跌倒。
- 父母在楼梯上逗引宝宝爬上来，宝宝能手足并用爬上1~2级台阶。
- 宝宝能面向大椅子爬上去，并转身坐下来。
- 宝宝可以面向父母扔皮球，并且不会因为失去平衡而摔倒。

大运动能力测评

让宝宝自己独立行走，观察宝宝的动作。

测试评价

只要宝宝能行走自如，并且身体不左右摇摆，说明宝宝生长发育正常！

精细运动

精细运动发育水平

- 让宝宝坐在桌前，桌上放一个瓶子，父母把小丸放入瓶子里，宝宝能自己从瓶中取出小丸。
- 宝宝能模仿父母搭起3块积木。
- 宝宝能用笔在白纸上自行涂画。

精细运动测评

让宝宝坐在桌前，给他一个透明的瓶子和一粒小丸，鼓励宝宝把小丸放入瓶中，然后再鼓励宝宝把小丸往外取，不要告诉宝宝往外倒，观察宝宝的反应。

测试评价

只要宝宝能想办法把小丸拿出或倒出，说明宝宝生长发育正常！（宝宝满15个月时进行测试）

适应能力

适应能力发育水平

- 让宝宝坐在桌前，桌上并排放着一个瓶子和盖子，宝宝对瓶盖和瓶子的关系已经有一个清楚的认识，知道将瓶盖往瓶上放，但有时会反过来放，甚至将瓶盖碰落。
- 让宝宝玩型板，宝宝能将圆形板块放进相应形状型板的圆孔内；将形板翻转180°后，宝宝也能将圆形板块放进型板的圆孔内。

适应能力测评

妈妈给宝宝一本书，鼓励宝宝翻看，观察宝宝的反应。

测试评价

只要宝宝能做出翻书动作2次，说明宝宝生长发育正常！

语言能力

语言能力发育水平

- 宝宝能说10个左右的字，说出的这些字均有含义，包括称呼兄弟姐妹们、亲戚朋友和各种动物名称、动作等，但发音不一定清楚。
- 宝宝能按要求指出自己或其他人身体的3个部位。
- 把图画书给宝宝，让他指出一张内容明确的画，如红花、帽子、小熊等，宝宝能用手指指出；如果宝宝不愿意用手指，能用眼睛确切地看着那张画也可以。

语言能力测评

父母问宝宝："眼睛在哪里？耳朵、鼻子在哪里？"观察宝宝的反应。

测试评价

只要宝宝能按照父母其中一次提到的顺序，指出3个相应的身体部位，说明宝宝生长发育正常！

社交能力

社交能力发育水平

- 宝宝玩玩具时，能拿着自己手中的玩具给别人看，并能主动递给别人玩，甚至要求别人拿着玩具去做某个具体的事情。
- 宝宝在地上爬或走时，能用绳子拉着玩具或推着玩具玩。
- 宝宝会主动向别人求助。
- 宝宝进餐时，可以不用大人帮忙自己用勺子吃，但饭粒会洒落一桌。
- 当宝宝接受别人给的东西时，会表示"谢谢"。

社交能力测评

父母让宝宝脱掉袜子时，观察宝宝的反应。

测试评价

只要宝宝能有意识地将袜子脱下，而不是用手拉扯下，说明宝宝生长发育正常！

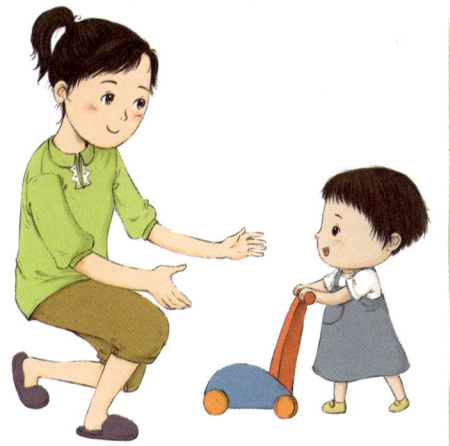

学走路

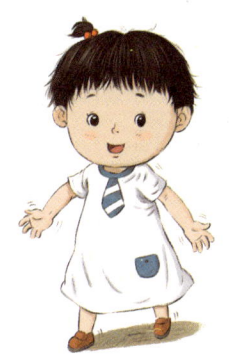

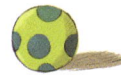

定向走

智能发育专家提高方案

●13~15个月宝宝大运动能力训练方案：学走路、定向走和走蹲练习

学走路

最初父母可以站在宝宝的对面，向宝宝伸出双手，鼓励宝宝壮着胆向前走几步，然后一下子扑到父母的怀里；稍后父母可以引导宝宝推着学步车向前走，等宝宝走得熟练后，再让宝宝练习转弯走；父母也可以让宝宝拿着扶圈，带着宝宝一步一步地学着走。

定向走

父母将宝宝的玩具如毛绒玩具或小汽车玩具等，放在距离宝宝一米远的地方，鼓励宝宝走过去将玩具捡起来玩耍；或把玩具散落在周围，让宝宝走过去拿着玩具走回来，将玩具递给父母。

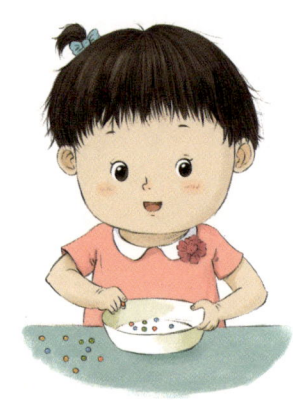
捏小球

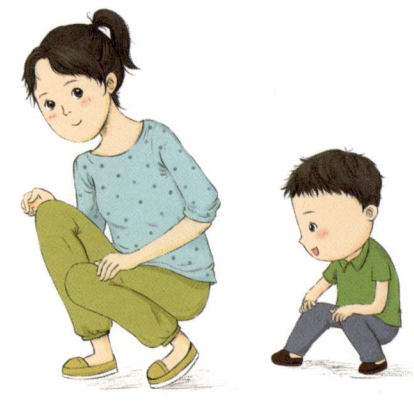
走蹲练习

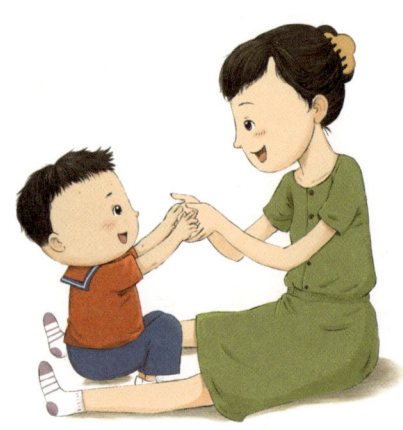
抓手游戏

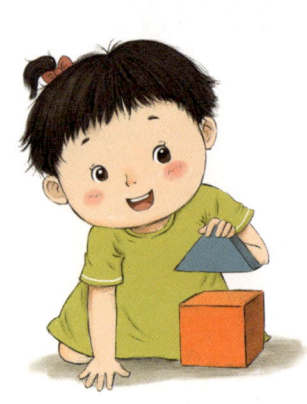
搭形状积木

●13~15个月宝宝精细运动能力训练方案：捏小球、抓手游戏和搭形状积木

捏小球

准备一个空碗和一些小圆珠子、小方块等，让宝宝把这些小东西一个个拿起来，放到碗中。最开始宝宝可能只会用整个手去抓，这时父母可以帮助宝宝用拇指和食指做捏的动作，慢慢地宝宝就能掌握，手指的动作也会变得细致。这个训练可以帮宝宝练习拇指和食指的配合能力。

走蹲练习

父母可以带宝宝玩"小蝌蚪找妈妈"游戏。父母带着宝宝模仿小蝌蚪来来回回找妈妈的动作，妈妈一边走一边念着："小蝌蚪找妈妈，嘎嘎嘎嘎不见妈。"走几步后就蹲下假装低头四处找妈妈，让宝宝也蹲下来模仿妈妈的动作，然后起身继续找。

抓手游戏

父母可以跟宝宝玩抓手游戏。在跟宝宝做拍拍手游戏时，对宝宝说："宝宝，让我抓抓你的手。"便抓住宝宝的手，然后让宝宝来抓自己的手，宝宝抓时赶紧避开，逗引宝宝继续抓。注意：要让宝宝抓不住几次后，假装被抓住，否则宝宝会失去兴趣。让宝宝反复做"抓"的动作的同时，锻炼手指的柔韧性和曲张力。

搭形状积木

1岁以后的宝宝可以开始学习区分形状了，妈妈可以教宝宝搭不同形状的积木，通过几个形状积木的搭建组成一个造型，比如"房子""门洞"。通过积木游戏来训练宝宝手指灵活性，同时也可以教宝宝学习什么是圆形、三角形、方形，最后让宝宝把积木按各自的形状放入打了洞的箱中。

●13~15个月宝宝适应能力训练方案：比大小、认多少和戴帽子游戏

比大小游戏

父母准备两顶帽子，一顶是宝宝的，一顶是妈妈的。游戏时，妈妈拿出两顶帽子分别试戴给宝宝看。先戴宝宝的帽子，对宝宝说："宝宝帽子小，戴不上。"然后再带自己的帽子："妈妈帽子大，戴上刚刚好。"再接着让宝宝分别戴两顶帽子，宝宝会发现，戴大帽子时把自己脸都遮住了，只有戴自己的小帽子正合适。让宝宝通过多次游戏渐渐明白大和小的区别。

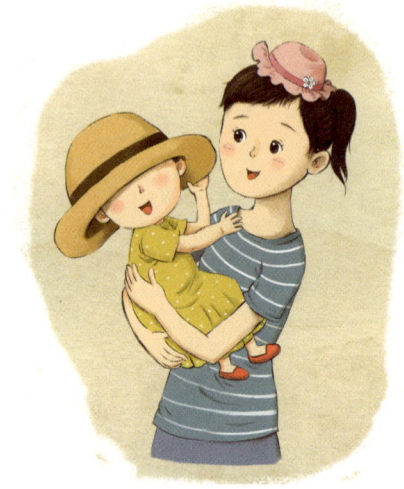

比大小游戏

认多少游戏

准备好一些苹果，然后分成数量不同的两堆，比如一堆2个，一堆3个。然后带着宝宝一起数一数，告诉宝宝哪堆多、哪堆少。之后，再让宝宝自己数一遍，父母提问让宝宝指出哪堆多或者哪堆少，逐渐让宝宝理解多和少的不同。

戴帽子游戏

父母把家里的各种空塑料瓶的瓶身和瓶盖放成两堆，让宝宝来配对，给瓶子"戴上合适的帽子"。瓶盖的大小、造型要区分明显，让宝宝在动手操作中加强观察的注意力，同时还能锻炼小手的肌肉。

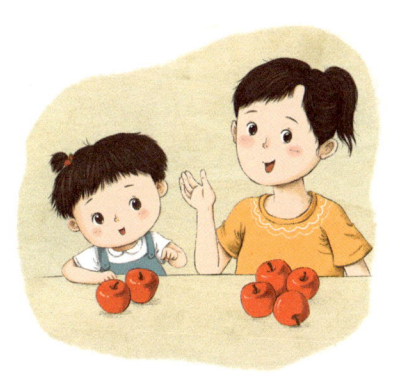
认多少游戏

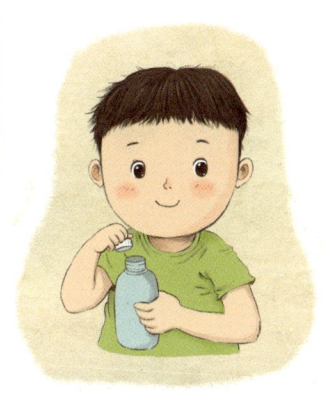
戴帽子游戏

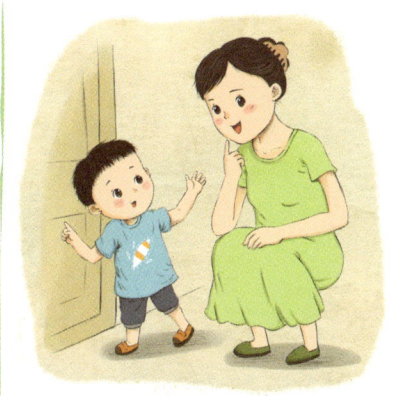
主动说话训练

●13~15个月宝宝语言能力训练方案：主动说话训练和做个帮手

主动说话训练

宝宝能有意识地叫"爸爸""妈妈"以后，还要引导他有意识地发出一些字音来表达自己的愿望。比如，宝宝想出去玩，会用手指门，就是懒得说出来。这时，父母应当采取"延迟满足"的办法，促使宝宝用语言表达意思；要求宝宝用"是"或"不是"，"要"或"不要"，并配合点头或摇头动作表达自己的愿望。

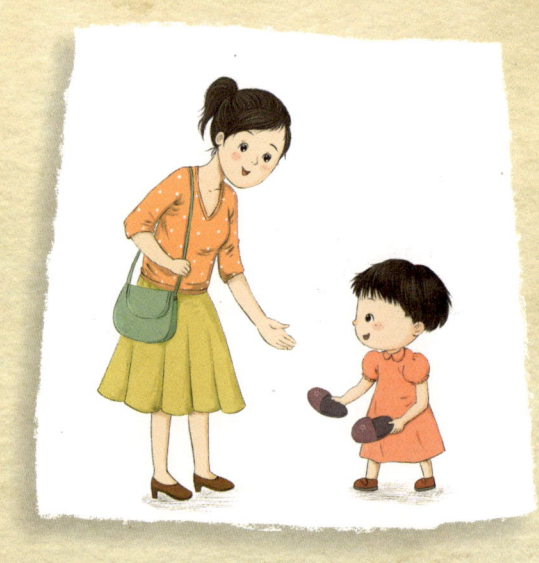

做个帮手

做个帮手

宝宝对爸爸的帽子、妈妈的鞋子、家里的报纸等通常固定放在某个地方的东西很熟悉，父母每天都可以要求宝宝帮助自己做一些小事，爸爸妈妈只要用语言配合手势，宝宝就能心领神会地帮你拿来。比如，给爸爸拿帽子、给妈妈拿鞋子、给爷爷递报纸等。宝宝完成任务后，父母要很高兴地夸他聪明，说谢谢他。通过用语言反复给宝宝指令，让宝宝能听懂话的意思，加深对语言的理解。

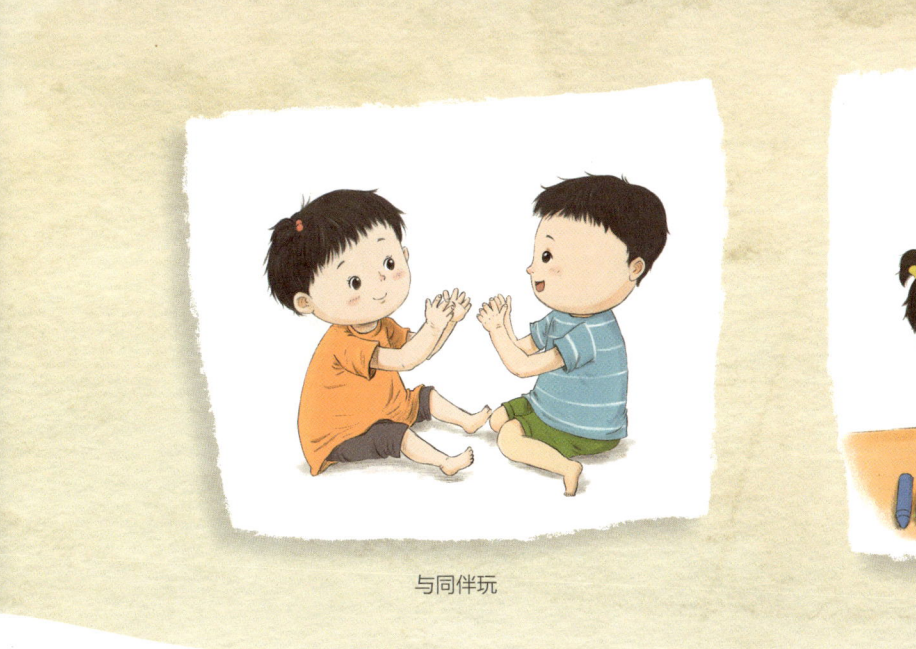

与同伴玩

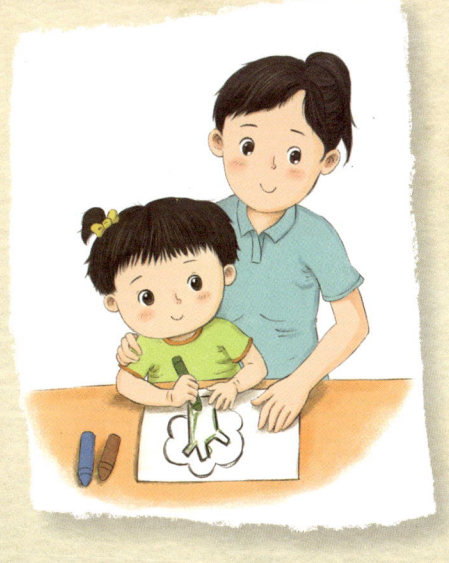

合作画画

●13~15个月宝宝社交能力训练方案：与同伴玩和合作画画

与同伴玩

多让宝宝和小伙伴一起玩，安排需要两人合作的游戏，例如：盖房子、拍手、拉大锯等，训练宝宝能与同伴一起玩。

合作画画

父母可以与宝宝一起进行"合作画画"。父母用深色粗笔画单线条图画，其中留些简单直线用浅色粗笔画，让宝宝用深色粗笔在浅色线条上描摹，合作完成一幅图画。等宝宝掌握后，可以将描摹改为临摹，由横线条、竖线条等简单的线条图开始，逐渐增加难度。

CHAPTER 3 心理发育

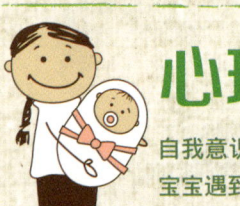

自我意识逐渐增强,并且希望被理解,常用手势表达自己的意思。这个阶段,宝宝遇到陌生人、陌生的环境会感到害怕,父母应该给予宝宝足够的安全感。

宝宝日常行为和心理

● 13~15个月宝宝开始认识自我

从1岁以后,宝宝已经对自己的身体有了意识,他不会再吃自己的手指和脚,逐渐认识了自己身体的各个部位,这种自我意识的表现,是在不断地学习和生活实践中逐步形成的。

大多数宝宝开始喜欢自己称呼自己的名字,如:"玥玥吃饭"、"婧婧出去"等等,能准确地把自己与其他小朋友的名字区分开来,这是宝宝最初的自我意识表现。

宝宝的自我意识体现在不喜欢爸爸妈妈过多地干涉自己,总喜欢按照自己的意志去做,如果爸爸妈妈因为不放心而去干涉他的话,他就会生气发火,甚至还会躺在地上打滚,以此来发泄自己心中对爸爸妈妈的干涉行为的不满。

● 13~15个月宝宝会反抗了

这个时期的宝宝到了会反抗的时候,爸爸妈妈不能再简单地为宝宝安排一切,要根据他这段时期的特点采取新的办法,用温和的语言、肯定的语气与他相处。妈妈尤其要注意,不要强迫宝宝去做您认为是应该做的事情,要知道越强迫他,他就越要反抗。

●13~15个月宝宝需要安全感

13~15个月的宝宝会出现咬下嘴唇的行为，这其实是宝宝缺乏安全感的表现，一旦宝宝觉得缺乏安全感时，他就会做出这个下意识的动作。有时，这个阶段的宝宝还在某一时间段会出现夜里睡不踏实的情况，这是因为宝宝处在乳牙生长期的不适造成的。所以，不管是宝宝由于出乳牙造成神经紧张、烦躁不安、睡不踏实，还是宝宝缺乏安全感，此时父母都要利用各种机会和方式来转移宝宝的注意力，给予宝宝足够的安全感，比如，可以多给宝宝吃一些较硬的面包干、饼干、馒头等食物让他咬，既可以帮助宝宝出牙，也可以避免宝宝出现咬下嘴唇的行为。

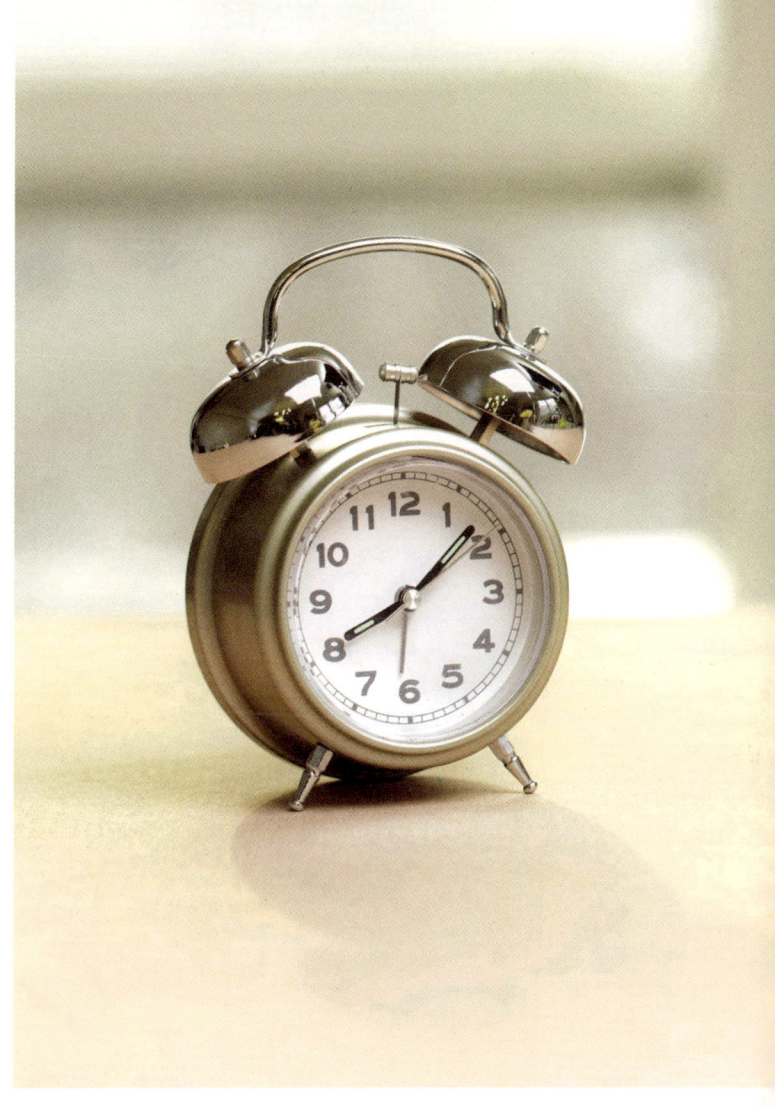

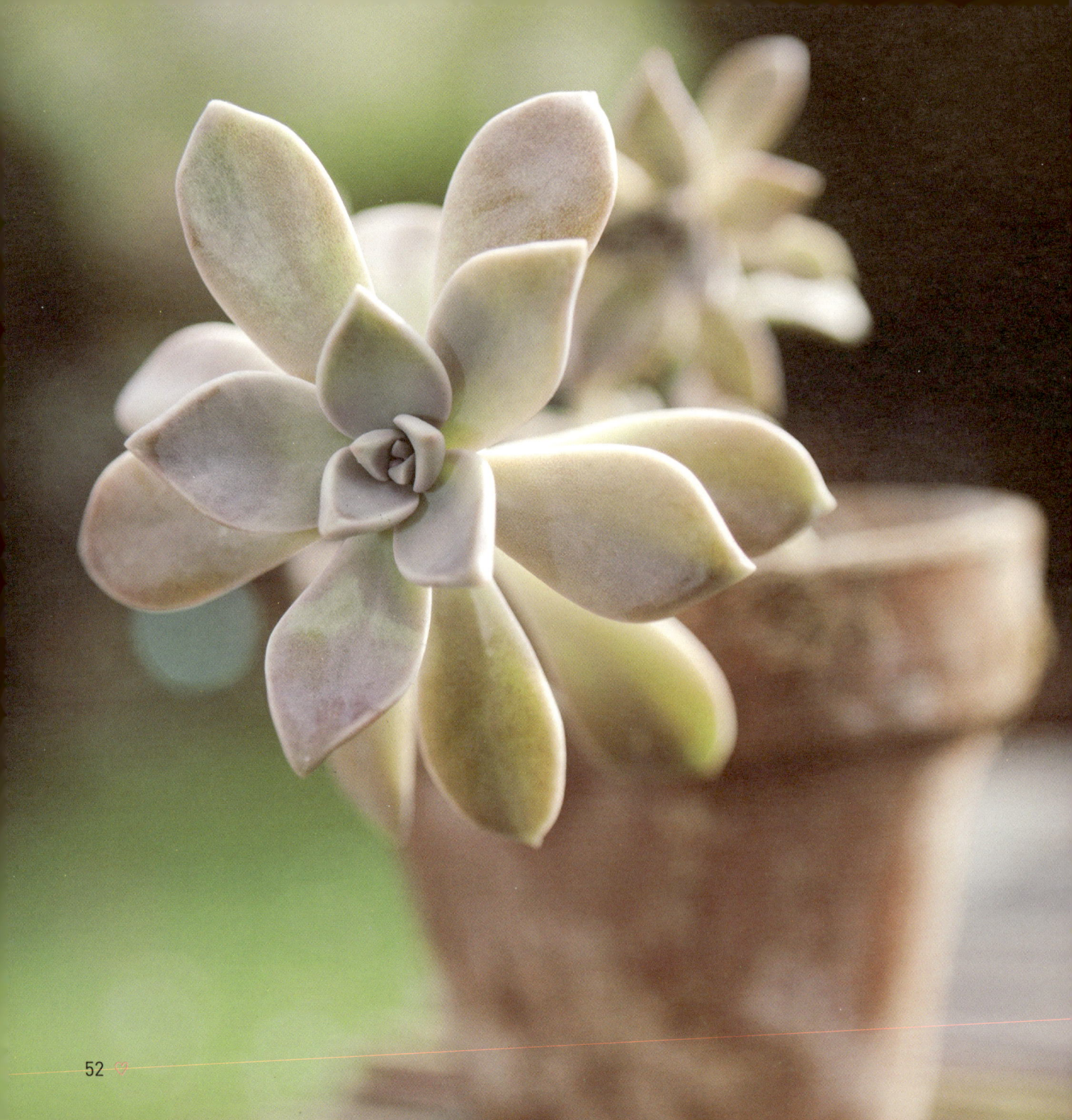

任性

宝宝"自我"意识的萌芽

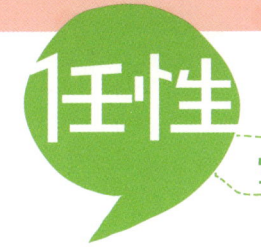
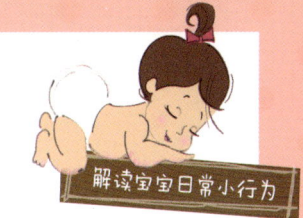

解读宝宝日常小行为

过了周岁的思君变得任性、固执,每天都要摇着头表示无数次的"不干"和"讨厌",无论什么事情都要自己试试才会觉得舒服,只要妈妈告诉她"不行"或者没有答应她的要求,她就开始耍赖。有一天,妈妈准备给她块积木搭"拱门",谁知她非得要自己爬到柜子上拿,妈妈担心她摔下来,阻止了她。这一下她不干了,把积木摔了一地,把妈妈气得怒火中烧,简直不知道拿她怎么办好。

任性就是凭着自己主观的性情和喜好去做事,或对个人的需求和愿望毫不克制,全然不理会他人的感受。美国儿童心理学家威廉·科克指出,宝宝随着生理上的不断发育,开始逐渐接触更多的事物,不管这些事物对自己是否有益或适宜,他们都会凭借自身的兴趣和情绪参与其中,这就是所谓的"任性"。因此,宝宝任性是一种心理需求的表现,也意味着宝宝慢慢意识到了"自我",是宝宝自我意识的萌芽。

宝宝早期头脑中没有"自己"这个概念,他无法认识到自己身体的存在,随着认识能力的发展,宝宝慢慢知道了手和脚都是自己身体的一部分。学会走路以后,宝宝能逐渐认识到自己的动作行为,比如宝宝用脚能把皮球踢走、知道了属于自己的名字、会用自己的名字来称呼自己;逐渐认识到自己的身体及其各个组成部分,以及对身体的感觉,比如宝宝知道了"宝宝的手"、会说"宝宝饿"等。这些都表明宝宝已经会把自己作为一个整体和别人区分开,渐渐有了自我意识。

1岁以后的宝宝有了自我意识萌芽后,也开始对自己有所认识了,性格上的个性也开始逐渐表现出来,比如有的宝宝爱磨人、有的宝宝较淘气、有的宝宝喜安静、有的宝宝偏神经质等等。同时,宝宝还可以将自己的感情和意识更强烈地表达出来,会对父母的行为或话语做出较为明确的反应,比如被他人称赞时会笑,被他人责备时会哭。

宝宝的自我意识从1岁以后开始产生,到4岁时才能发展到一定高度。在宝宝自我意识的形成过程中,表现得任性和固执是宝宝的普遍特征,严重时可能会让父母产生错觉,认为宝宝性格变了。但是通过外界环境的反馈和自身的感受,宝宝会逐渐掌握适度表现自我的方法,所以父母不必因为宝宝的自我表现比较强烈而感到烦恼和头疼。这就是成长,这是宝宝长成具有独立人格的人所必经的过程。

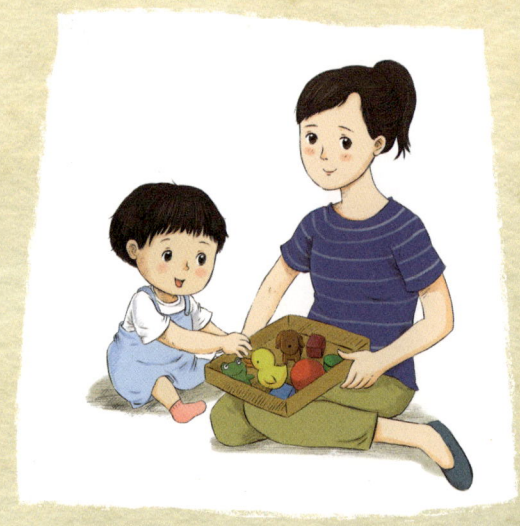
找色彩

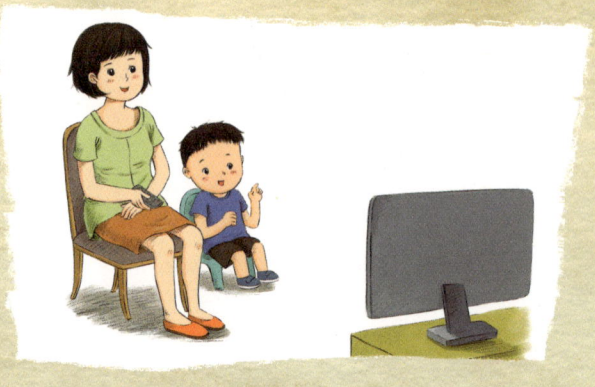
和宝宝一起看电视

健康心理专家培养方案

●13～15个月宝宝认知力发展训练方案：找色彩、和宝宝一起看电视和找手游戏

找色彩

将一堆五颜六色的玩具放在宝宝的面前，妈妈根据色彩让宝宝依次找出玩具交到妈妈的手上。比如，先找红色的玩具，然后找出黄色的玩具，依此类推，反复几次。

和宝宝一起看电视

看电视的时间应该是妈妈与宝宝肌肤接触、心灵沟通的最佳时机，妈妈应该和宝宝一起看，看唱歌节目时跟着一起唱，看游戏节目时，拉着宝宝的手跟着学。为了保护好宝宝的眼睛，看电视时间不能过长，最多15分钟，要选适合宝宝的节目观看。

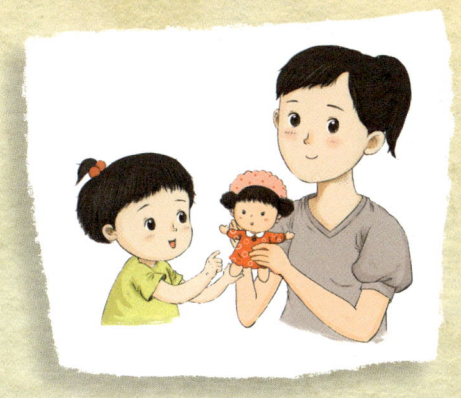
找手游戏

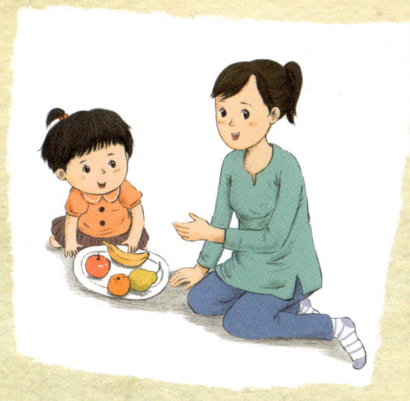
认识水果

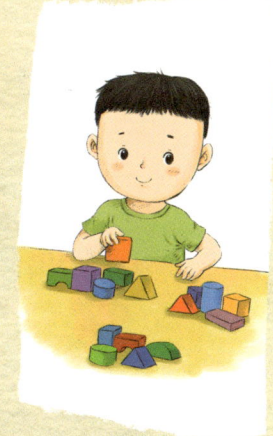
学习分类

找手游戏

妈妈问宝宝"妈妈的手在哪儿?","宝宝的手在哪儿?"让宝宝找到妈妈和自己的手,还可用玩具娃娃问"娃娃的手在哪儿?"宝宝找寻和回答正确时,妈妈一定要称赞他;也可诱导宝宝用简单的句子反问妈妈:"妈妈的手呢?""宝宝的手呢?"让妈妈找寻回答。

●13~15个月宝宝记忆力发展训练方案:认识水果和学习分类

认识水果

父母将洗好的3种以上的水果,比如,苹果、香蕉、梨子、蜜桃等,装好盘后端上桌,让宝宝说说盘里装的都是什么水果,水果都是什么颜色的;然后让宝宝尝一尝,说说水果的味道是什么样的;最后再让宝宝把苹果拿给爸爸,把香蕉拿给奶奶,把蜜桃拿给妈妈。

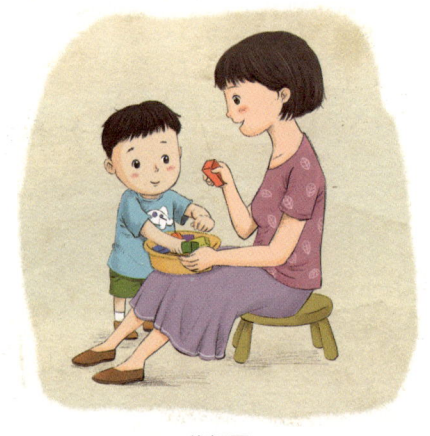
找相同

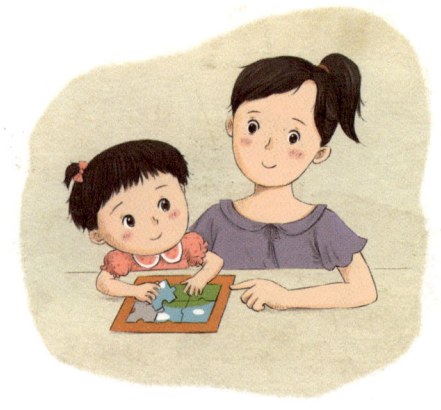
拼图游戏

学习分类

父母可准备一些红色、黄色、绿色的物品,如积木块等放在桌子上。父母可先给宝宝做示范,将红色的物品放在一起,将黄色的物品放在一起。分完以后,让宝宝自己动手来练习,并让宝宝指出哪些是红色的,哪些是黄色的,哪些是绿色的。宝宝分错颜色的时候,父母要提示宝宝。反复进行,直到宝宝自己能独立完成颜色的分类。

●13～15个月宝宝注意力发展训练方案:找相同和拼图游戏

找相同

父母准备一堆三种颜色的长方形积木,自己拿出一块,让宝宝找出同这个一样颜色的积木。当宝宝能够掌握颜色和形状概念时,可以提高难度,让宝宝找出同父母手里同样颜色和形状的积木。

拼图游戏

父母可以让宝宝玩拼图游戏。拼图要选宝宝熟悉和喜欢的形象,比如小动物、卡通形象等，最初让宝宝对照着完整图形进行拼搭，从最初的两三块拼起，父母可以提示宝宝注意图块拼接处的特点。拼图游戏需要高度集中注意力，喜欢拼图的宝宝，有时能达到十分入迷的程度。拼图的难度和数量要逐渐加大，让宝宝有成功感并保持对拼图的热情。

●13～15个月宝宝健康心理培养方案：帮助宝宝认识"自我"，肯定"自我"

自我意识即正确认识自我的能力，能否正确认识自我是心理健康的一项重要指标。因此培养宝宝认识自我、具有正确的自我意识是非常重要的。

正因为宝宝刚出生时是没有自我概念的，只有在周围环境的影响下，才能逐渐认识到自我的与众不同。所以，父母首先要帮助宝宝"认识自我"，可以在日常生活中不断"刺激"宝宝，加强他们对自我的认识。父母可以让宝宝站在镜子前观察自己的五官、小手小脚的特征，了解自己的身体；父母要为宝宝创造机会，让宝宝发现自己的潜力——用自己的双手能吃饭、穿衣、绘画，用自己的双脚能走路、奔跑、跳跃、攀登，能用自己的鼻子闻出多种不同的味道，能用自己的耳朵听出各种奇妙的声音；这个"我"有许多优点，当然也有一些缺点，不过，经过努力，"我"能改正自己的缺点，做个好宝宝。

其次，父母还要为宝宝创造独立的机会，让宝宝在自己动手中获得满足和喜悦，让宝宝发现自己的潜力，感受到自己的能力，肯定自我的存在。宝宝在生活中表现出一种独立性倾向、有了自己的想法后，就会要求自己做事，但由于宝宝自身能力有限，他的独立行为总是为父母带来一定的困扰，如吃饭时把饭撒的到处都是，倒水时把杯子打翻等。这时，父母一定要有耐心，学会放手，让宝宝做一些力所能及的事情如自己洗手、穿袜子、喝水等。这种收获对于宝宝的成长是十分重要的。

当然，父母也不能对宝宝完全放手不管，刚开始探索世界的孩子并不总是成功的，在宝宝愿望没有实现、遭受挫折的时候，比如拼图失败，父母就一定要帮助他尽快摆脱负面情绪，树立自信，然后帮助他一起完成他没有完成的拼图，帮助宝宝获得成功的满足。

Part 3

16~18个月
家有"好奇"宝宝

育儿要点
Parenting Points

少吃油腻、油炸和刺激性食物，避免消化不良。

训练宝宝行走和跑步的能力。

鼓励宝宝玩动手的游戏，如搭积木、拼图。

教宝宝会说出自己名字、常见物品等。

教宝宝学习称谓、分类、比较。

进一步发展宝宝的认知能力。

多和小伙伴在一起游戏，加强社交和合作训练。

用语调、表情和动作对宝宝的行为予以称赞和批评。

给宝宝接种麻腮风疫苗。

1岁时接种免疫计划外甲肝灭活疫苗的宝宝，18个月时需要进行第2次接种（加强针）。

体格发育

宝宝的身高会继续增加,但体重不会增加得特别明显,父母不要和其他宝宝比身高、体重,也不要因为身高与体重偏低就拼命喂宝宝,使宝宝积食甚至厌食。

 16~18个月宝宝体格发育指标

男宝宝	
身高	75.2~88.0厘米,平均81.6厘米
体重	8.6~13.2千克,平均10.9千克
头围	44.8~50.0厘米,平均47.4厘米
胸围	43.8~51.8厘米,平均47.8厘米
出牙数(18个月末)	12~14颗

女宝宝	
身高	74.4~86.4厘米,平均80.4厘米
体重	8.2~12.5千克,平均10.3千克
头围	43.8~48.6厘米,平均46.2厘米
胸围	42.7~50.7厘米,平均46.7厘米
出牙数(18个月末)	12~14颗

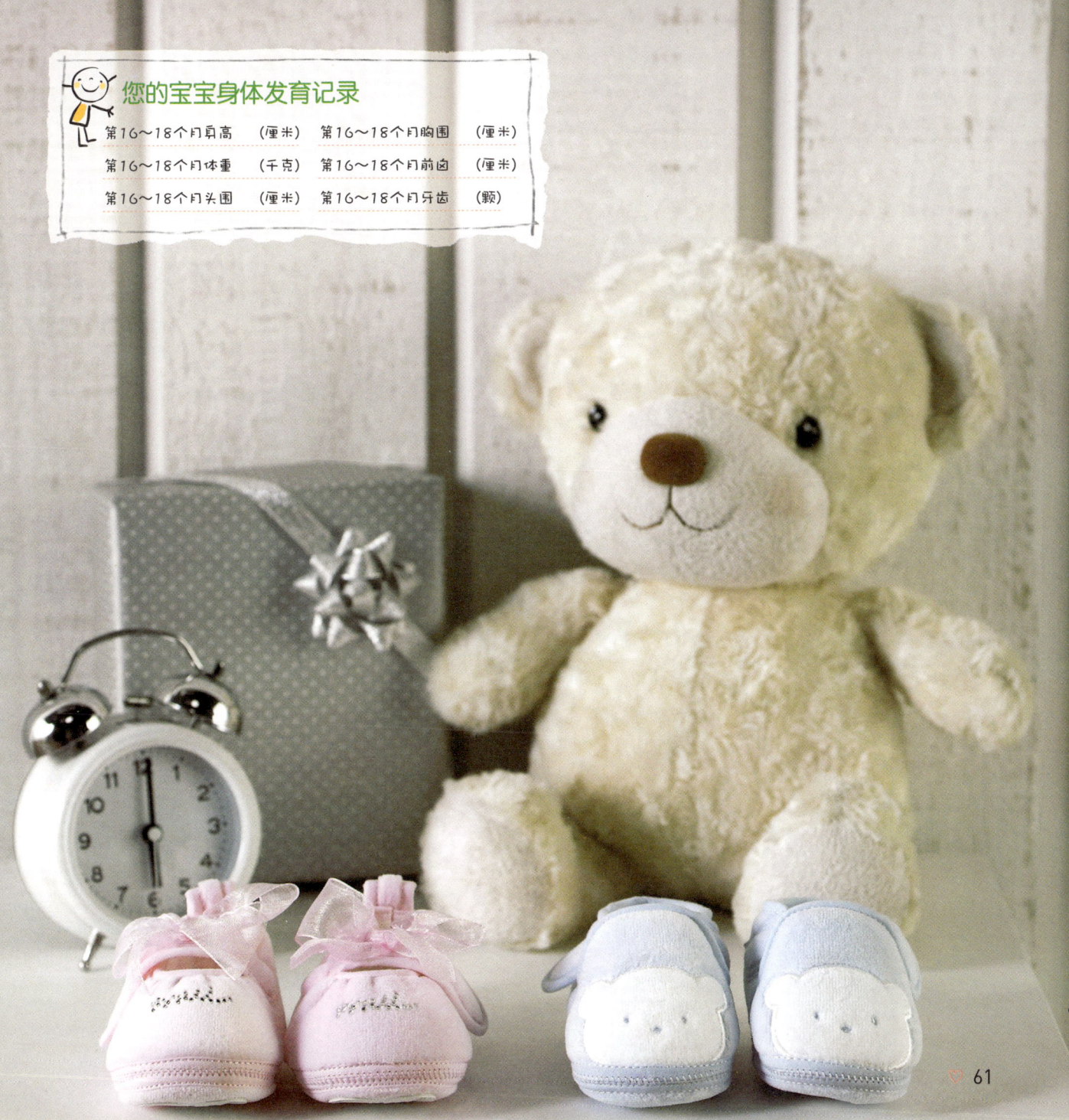

您的宝宝身体发育记录

第16~18个月身高　（厘米）　　第16~18个月胸围　（厘米）

第16~18个月体重　（千克）　　第16~18个月前囟　（厘米）

第16~18个月头围　（厘米）　　第16~18个月牙齿　（颗）

体格发育专家促进方案

● 16~18个月宝宝喂养重点

16~18个月宝宝的消化功能不断完善，给宝宝添加的食物种类和烹调方法将逐步向成人过渡。在宝宝的日常饮食安排中，注意选择营养丰富、容易消化的食品，以保证宝宝能摄取足够的营养，满足生长发育的需要。

不过，此时的饮食还是需要注意营养平衡和易于消化，不能完全吃成人的食物。给宝宝做饭时要将食物做得软些，菜要切碎煮烂；油腻、煎炸的食品不易消化，宝宝不宜多吃；吃鱼时要去骨除刺；给宝宝吃的东西一定要新鲜，瓜果要洗干净。早餐时不要让宝宝吃油煎的食品如油条、油饼等，而要吃面包或饼干、鸡蛋、牛奶或配方奶等。在奶量减少后，每天要给宝宝吃两次点心，时间可以安排在早晨和晚上，但不要吃得过多，否则会影响宝宝的食欲和食量，时间长了，会引起宝宝营养不良。

此外，宝宝的碗、匙要专用，用后清洗干净，每日消毒，还应培养宝宝吃饭前洗手的好习惯。

这个时期，宝宝还会出现挑食过度的现象。父母要帮助宝宝纠正，保证宝宝营养全面。为保证宝宝有良好的食欲，防止偏食、厌食，还要让宝宝有一定选择食物的自由，父母在做食物时要兼顾宝宝的饮食特点，做到既要有原则性也要有灵活性。宝宝实在不愿吃蔬菜时，可以包在煎鸡蛋卷里或混在饭里让宝宝吃下去。

● 16~18个月宝宝的饮食安排

16~18个月的宝宝要均衡饮食。将一天应摄入的食物均衡分配到三餐和点心之中，每餐多种各类食物混吃，不要吃单一的食物。

16～18个月的宝宝要均衡地摄入蛋白质食物。将一天应摄入的优质蛋白质（动物类和豆类），均衡地分配到三餐之中，午餐应略多于早、晚餐。

16～18个月的宝宝每天都要食用蔬菜。必须每日都安排一定的蔬菜种类和数量，其中绿色蔬菜必须占一半以上。

宝宝每天喂食主餐3顿，添加辅食2次，单独添加配方奶1次。喂食主餐具体时间为：上午8时（同时添加配方奶150毫升）；中午12时；下午6时。添加辅食具体时间为：上午10时；下午3时。添加配方奶具体时间为：晚上9时，添加250毫升。

●16～18个月宝宝饮食注意事项

不要让宝宝吃含有添加剂的食品。一般宝宝都爱吃果冻、泡泡糖、饮料、巧克力等食品，这些带有添加剂或激素的食品对宝宝的中枢神经具有兴奋作用，而过多进食营养补品还会导致性早熟。

不要让宝宝吃腌制食物。腌制的咸肉、咸鱼及烤肉、香肠等食物，都含有较多致癌物质，对宝宝的身体造成很大的威胁，这些都不要添加在宝宝的饭菜中。

少吃油腻、过甜、油炸和刺激性食物，避免宝宝消化不良。

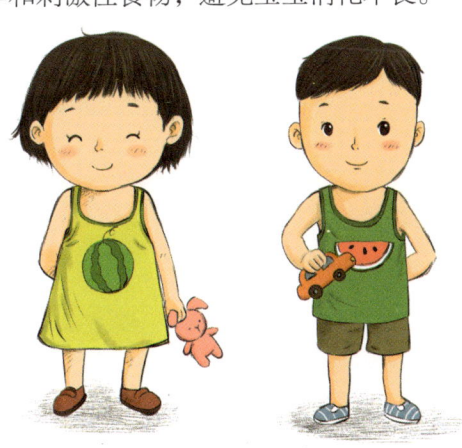

CHAPTER 2

智能发育

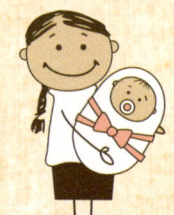

这个时候宝宝能跑能跳，甚至还能写能画。在宝宝不断成长的过程中，他最需要的是来自爸爸妈妈的鼓励和支持。

 智能发育测评

大运动

大运动发育水平

- 宝宝能扶着栏杆自己上、下楼梯，或者宝宝能在父母牵着一只手的情况下掌握平衡的情况下上、下楼梯。
- 宝宝能用手拿着玩具倒退走几步，或者向旁边走。
- 宝宝能不依靠扶持，自己蹲下来，但动作有些迟缓。
- 父母站在宝宝对面，让宝宝将皮球抛过来，宝宝能举手过肩并抛出球，但方向会有偏差，扔出距离可大于父母一臂的长度。

大运动能力测评

父母和宝宝面对面隔一段距离站立，父母用手举过肩膀，向宝宝扔皮球，鼓励宝宝把球扔回来，观察宝宝的动作。

测试评价

只要宝宝能以双手过肩扔出球，可能方向有偏差，但扔出距离大于父母一臂的长度，说明宝宝生长发育正常！

（宝宝满18个月时进行测试）

精细运动

精细运动发育水平

- 宝宝能独自搭起4块积木。
- 不需要父母帮助,宝宝能将瓶盖准确盖在瓶口上。
- 能模仿父母画道道,但是画的方向不确定。

精细运动测评

父母示范用蜡笔画道道,鼓励宝宝也这样做,观察宝宝的反应。

测试评价

只要宝宝能模仿父母画出道道,哪怕方向不确定,说明宝宝生长发育正常!(宝宝满18个月时进行测试)

适应能力

适应能力发育水平

- 让宝宝用方木做排火车游戏,宝宝能排起4块成一列,并能将其当成"火车"推着走。
- 宝宝看书时能从一个方向把书页翻过去,每次2~3页;对连续翻书有兴趣,能指出书中的车或狗等物。
- 让宝宝玩型板,宝宝能将3块不同形状的形板放进相应形状的型板孔内;将型板翻转180°后,宝宝在父母的指点下,能将3块不同形状的形板放进相应的型板孔内。

适应能力测评

父母先搭起2块方木,然后推倒让宝宝重新搭起,父母一块一块拿出方木,观察宝宝能否搭高4块方木。

测试评价

让宝宝试3次,只要宝宝能搭起1次,说明宝宝生长发育正常!

语言能力

语言能力发育水平

- 宝宝能说20个字音,说出这些字的含义,发音不一定清楚。
- 宝宝能将2~3个字组合起来,形成有一定意义的句子。
- 宝宝能正确指出身体的4个以上的部位。
- 宝宝能完成简单的命令,如"把球给妈妈""把球放在桌上"等等。
- 宝宝能用语言表达自己的需求,常伴有手势;会索要吃和喝的东西。

语言能力测评

父母观察宝宝平日里有意识说出的字,并全部记录下来,是否有10个或10个以上。

测试评价

宝宝能有意识地说出10个或10个以上的单字,说明宝宝发育正常!
(宝宝满18个月时进行测试)

社交能力

社交能力发育水平

- 宝宝能熟练地捧起杯子喝水,喝完后放下杯子,洒出很少的水。
- 宝宝能够自己戴帽子,但不一定戴正。
- 宝宝能模仿父母做简单的家务事,如扫地等。
- 宝宝会控制大小便,只要父母按时提醒宝宝大小便,白天基本上不再尿湿裤子。
- 宝宝愿意和小伙伴一起玩。

社交能力测评

宝宝想要大小便时,父母提醒宝宝坐便盆,观察宝宝的反应;同时观察宝宝白天是否尿裤子。

测试评价

宝宝会主动或在父母提醒下坐便盆大小便,说明宝宝生长发育正常!
(宝宝满18个月时进行测试)

智能发育专家提高方案

●16～18个月宝宝大运动能力训练方案：自如行走、跳水游戏和上下楼梯

自如行走

这一时期宝宝的活动场所主要是地面，球是这一阶段最好的玩具，父母可与宝宝在地上玩多种球类游戏。父母可以与宝宝互相扔球、接球、滚球、踢球等，锻炼宝宝在独立行走中做各种动作；父母还可以让宝宝推着婴儿车玩，教宝宝学会推车前进、后退、转弯等，使宝宝行走更加熟练、稳定。

跳水游戏

父母准备一张小凳子，让宝宝站在小凳子上，刚开始练习时，妈妈一定要握着宝宝的双手，帮助他向下跳。如果宝宝害怕，妈妈要多给他鼓励，直到宝宝掌握了正确的动作，然后再改用一只手握着，最后可以完全放开手让宝宝自己跳。跳水游戏可以利用跳动来锻炼宝宝的下肢力量和膝关节的灵活性。

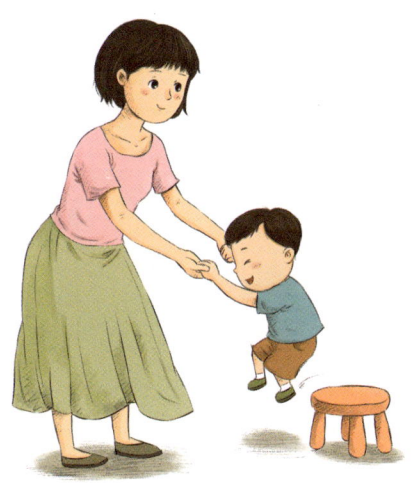

自如行走

跳水游戏

上下楼梯

最初可以让宝宝拉着父母的手迈上楼梯，过一段时间可以鼓励宝宝自己扶着栏杆迈上楼梯，可以让宝宝两只脚分别迈上一层台阶站稳后再继续向上迈一只脚，直到可以两只脚分别上台阶。开始时让宝宝先从2～3阶楼梯开始练习，父母可在楼梯上方用食物或玩具逗引，使宝宝增强信心。待宝宝能较稳定地扶栏上楼梯后，可教宝宝学习下楼梯。开始时父母要扶着宝宝练习一步一步下楼梯，等宝宝两脚站稳后再伸脚继续朝下迈，直到可以两只脚分别下台阶，然后再教宝宝练习自己扶着栏杆迈下楼梯。下楼梯不太好掌握，而且比较危险，父母一定要做好保护措施。

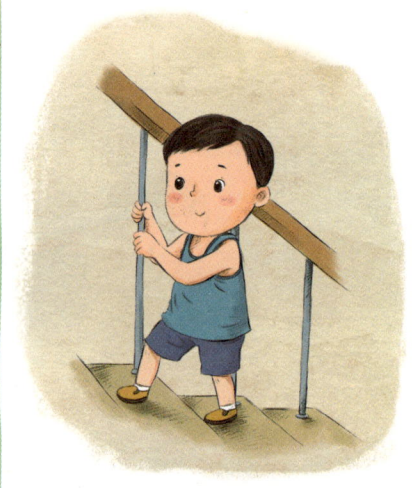

上下楼梯

●16～18个月宝宝精细运动能力训练方案：穿玩具和套杯子

穿玩具

父母准备一根尼龙线和一些带孔的玩具，让宝宝把这些玩具一个一个用线穿起来。玩具的孔不要太大，玩具也不要太小，不能让宝宝吞食；爸爸妈妈应先给宝宝做个示范，如果宝宝总是失败，可以手把手地教给他，直到他自己能完成。

套杯子

父母准备几个大小各不相同的彩色塑料杯子，按照从小到大的顺序把杯子套在一起，先让宝宝把小杯子从大杯

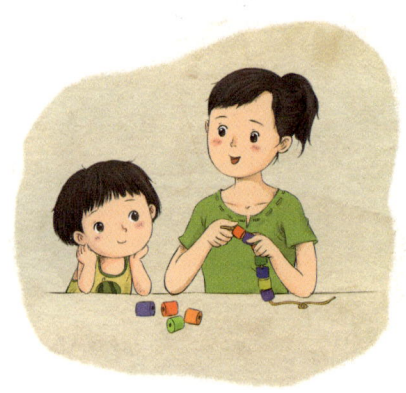

穿玩具

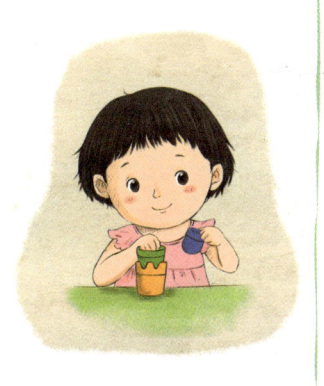

套杯子

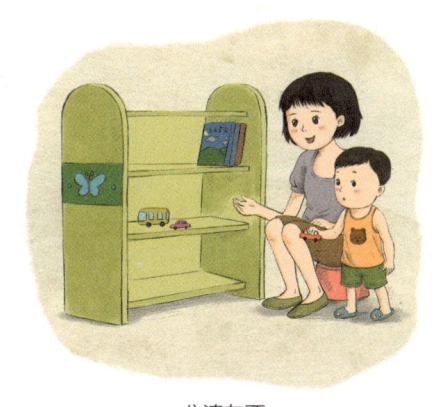

分清东西

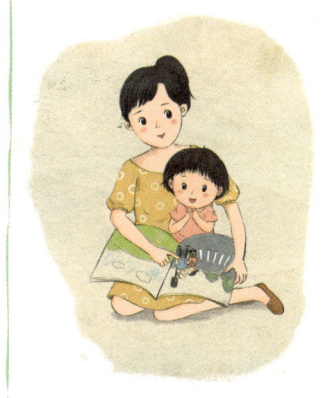

辨别是非

子中一个个拿出,全部拿出后再把大杯子一个个重新套在小杯子上,反复几次。通过宝宝两只小手配合着拿杯子、放杯子,可以锻炼宝宝小手的灵活性,也同时让宝宝了解到大与小的区别。

●16~18个月宝宝适应能力训练方案:分清东西和辨别是非

分清东西

在日常生活中,教会宝宝认识自己的个人用品和玩具以及摆放的位置,比如宝宝的小鸭水杯放在矮柜里、小兔帽子挂在床头等,需要用时让宝宝自己去寻找,用后再让他放回原处,逐步养成良好的生活习惯,并培养宝宝的观察力。

辨别是非

在日常生活与人交往中,父母要有意识地给宝宝评论简单的是非观念,利用讲故事和打比方的办法让宝宝猜想事情的后果,使宝宝自己分辨哪些是好事,哪些是坏事,并及时表扬宝宝所做的每一件好事。父母可以用眼神和手势示意,鼓励宝宝的正确行为或者阻止宝宝做不应做的事。

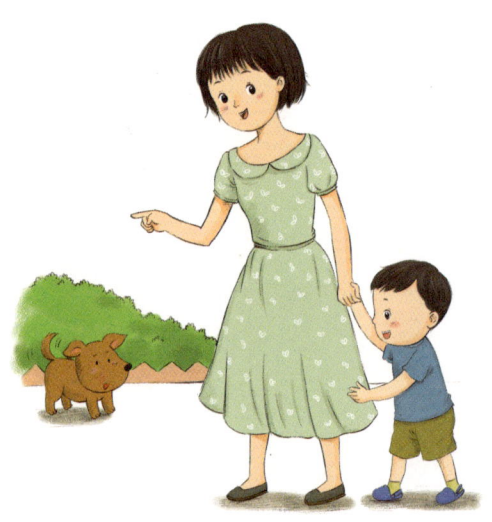
语言教育

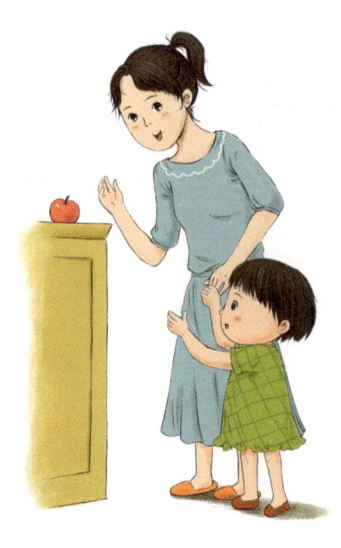
说出愿望

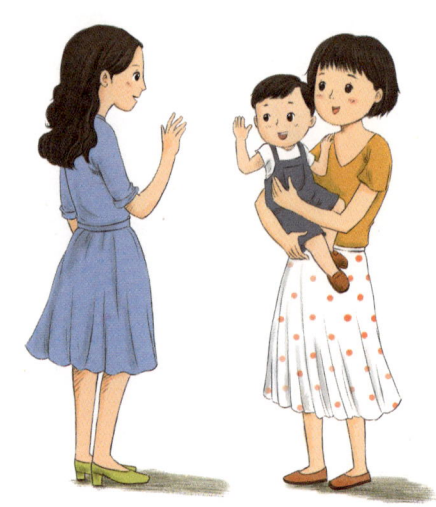
打招呼

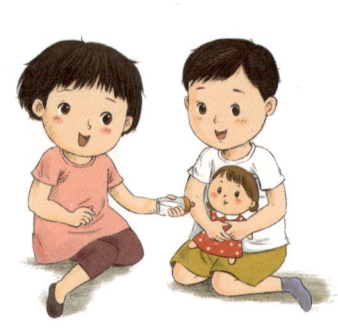
"过家家"游戏

●16~18个月宝宝语言能力训练方案：语言教育和说出愿望

语言教育

父母要给宝宝提供尽可能多的言语刺激，可以结合画册给宝宝讲故事，教宝宝说出画册中的几个物名；或者在带宝宝出去时，随时随地教宝宝说出所见到的小动物、树木的名字，只要有空就与宝宝交谈，将语言教育贯穿于宝宝的日常生活中。虽然宝宝还不太懂父母的意思，但这种刺激是非常重要的。父母在与宝宝说话的时候，一定要用标准的语言，而不要用儿语（如吃饭饭、睡觉觉等）。

说出愿望

父母要鼓励宝宝用语言说出自己的愿望。比如，当宝宝拉着妈妈的手示意帮助拿够不到的苹果时，妈妈可以教宝宝说："宝宝要苹果"。宝宝再要父母帮忙时，宝宝就有可能说出"苹果"这个词，而不是仅仅拉着父母的手用动作表示。

●16~18个月宝宝社交能力训练方案：打招呼和"过家家"游戏

打招呼

经常教宝宝称呼各种年龄的人，例如：叔叔、阿姨、爷爷、奶奶等。父母要向宝宝示范早晨见到人要问"早上好"，离家时挥手"再见"，接受东西后要说"谢谢"等，同时要鼓励宝宝模仿。

"过家家"游戏

父母要想办法为宝宝创造条件和小伙伴玩"过家家"游戏，例如：照料患病的娃娃吃药、休息，以培养宝宝的同情心和相互协作的品德。

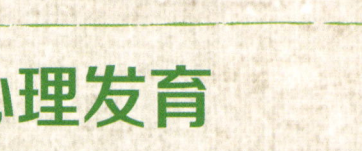

宝宝有了明显的个性，会有情绪和小脾气。当外界的刺激超过宝宝承受能力时，他就会大哭以发泄自己的不满，父母一定要耐心、理智地安抚宝宝。

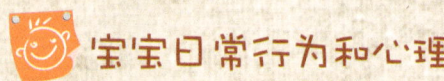

●16~18个月宝宝有些想象力

16~18个月的宝宝想象力越来越明显了，妈妈会发现当宝宝在看图画书的时候，他会把书上的水果当成是真的，并用手假装去拿着吃；当他看见电话的图片时，会做出打电话的样子，嘴里唧唧哇哇地说着父母听不懂的语言，乐在其中。宝宝在想象的世界里，还会独自一人玩着"过家家"的游戏。

●16~18个月宝宝有时爱发脾气

16~18个月的宝宝在能力上有了一定的提高，他总想自己动手去做一些事情，爸爸妈妈此时要放手去让宝宝做。当宝宝遇到困难自己无法解决的时候，他往往会用发脾气或者是哭来表示向爸爸妈妈求助。宝宝的脾气是养成的，对于宝宝动不动就发脾气，爸爸妈妈从一开始就要认真对待，既不能毫无原则地迁就宝宝的要求，也不能简单地用强硬的办法让宝宝完全服从于父母，只要宝宝的要求是合情合理的，就让他满足自己的愿望，给宝宝一定的自主权，这样可以控制宝宝乱发脾气。

●16~18个月的宝宝表达更明确

1岁左右的宝宝对妈妈说一个字或两个叠加的字时,其实往往代表着宝宝更多的意思表达,妈妈需要通过宝宝的表情和动作去领会宝宝的真正需求。而当宝宝长到1岁半时,他就开始学习把两个或者更多意思的字词联在一起组成一句话,例如:"宝宝吃饭""爸爸上班"等等。

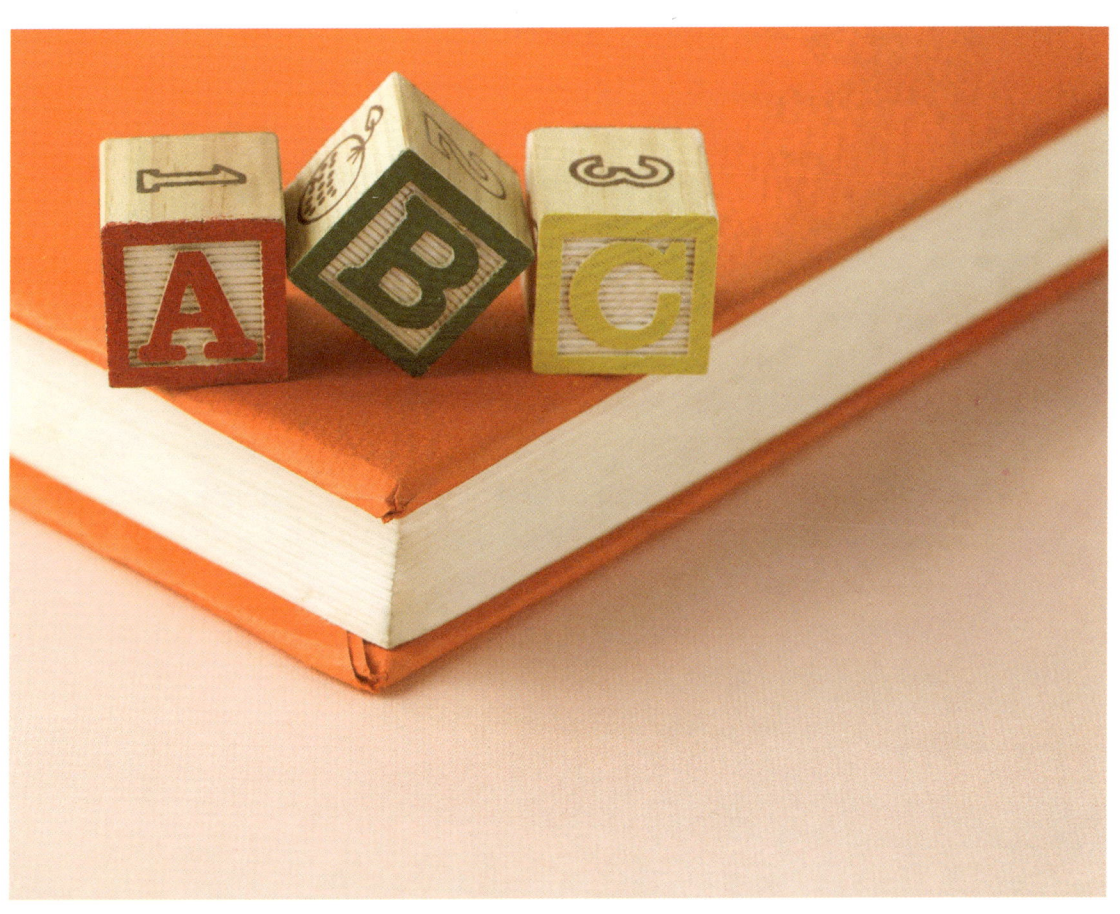

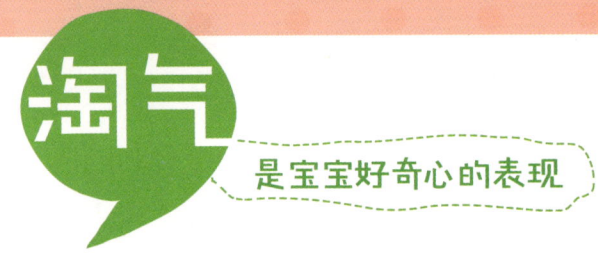

淘气
是宝宝好奇心的表现

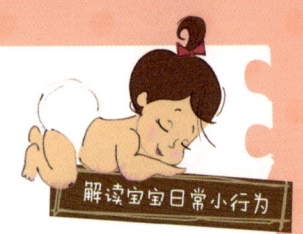

解读宝宝日常小行为

平日里，妈妈在厨房里忙着做饭，都是让儿子天天一个人在客厅里看画书或玩玩具。可是，这一天妈妈正在忙着的时候，天天突然跑过来焦急地拖着妈妈去客厅，手里还拿着一个塑料块。妈妈走进客厅看见桌上多出了一堆散落的零件，就知道是怎么回事了：肯定是天天不明白汽车的轮子为什么会转，于是把小汽车拆散了，当他想再重新装起来的时候，怎么也装不上去，才来求助妈妈。望着一堆凌乱的部件，妈妈真不知道该怎么办？因为已经不是第一次发生这样的事了，家里能拆的玩具都拆散了，到处都是"尸骨不全"的玩具，还不断有东西被天天打坏、摔碎。唉，儿子怎么那么淘气和爱捣乱呢？

宝宝到了1岁半左右，妈妈常常会发现宝宝越来越淘气和调皮了，有时不仅会把能看到的、能触摸到的东西放入嘴里，还会把抽屉不停地开开关关，甚至将废纸篓弄翻、把里面的东西扬得到处都是，使父母不得不发出"不许这样"的斥责。

一般来说，淘气宝宝大都活泼好动、好奇心强，渴望了解更多的事物，希望自己能摸摸试试，往往父母越不让看、越不让做的事情，宝宝偏偏要看要做，所以才会被父母误以为"淘气"。其实，淘气不仅是宝宝好奇心的表现，也是自我意志的体现。

科学家培根曾经说过："好奇心是幼儿智慧的嫩芽。"幼儿宝宝对世界的认识就是从好奇开始的，强烈的好奇心会增强宝宝的求知欲，对创造性思维与想象力的形成具有十分重要的意义。所以，对于好奇心强的宝宝，妈妈不仅要允许宝宝"淘气"，还要会帮助宝宝"淘气"，并逐渐习惯了宝宝带来的无休无止的"烦恼"，让宝宝再独立一些，再自由一些。

只有淘气和爱捣乱的宝宝才能扩大视野、增加见识，才能进一步发展自己的好奇心，并培养出独立思考的能力和观察力、敏锐度，促使自己自发性地发育成长，成为一个有主见、有思想的小大人。

健康心理专家培养方案

●16～18个月宝宝认知力发展训练方案：学数数、认图形和画直线

学数数

父母让宝宝在日常生活中学会数数，如让宝宝数碗、数筷子、数手指、数人数、数水果等，还应教宝宝理解简单数字的含义。开始学习时，可以让宝宝用两个手指表示2，竖起食指和中指表示要两块饼干或两块糖果，也可以摆两块积木教宝宝表示2，同时可趁势让宝宝认数字1和2。

认图形

父母和宝宝一起看图片，一边指画面一边对宝宝说："这是一个方盒子，那是一个圆皮球。"反复教宝宝指认后，再让宝宝找实物辨认加强印象，如圆皮球、方积木。

画直线

宝宝用蜡笔学画线，开始都是不规则的弯弯曲曲的线，常常是乱涂一气，这时妈妈可手把手地教他画直线，等宝宝画上一段时间后，再教他画三角形等。

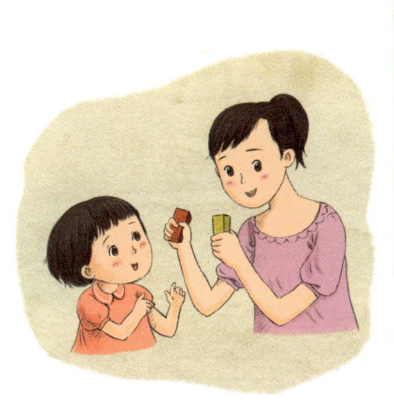

学数数

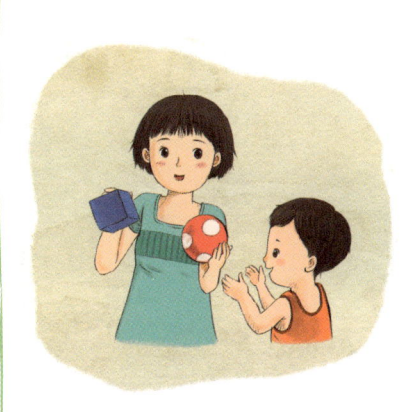

认图形

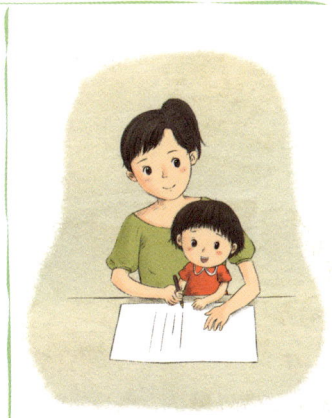

画直线

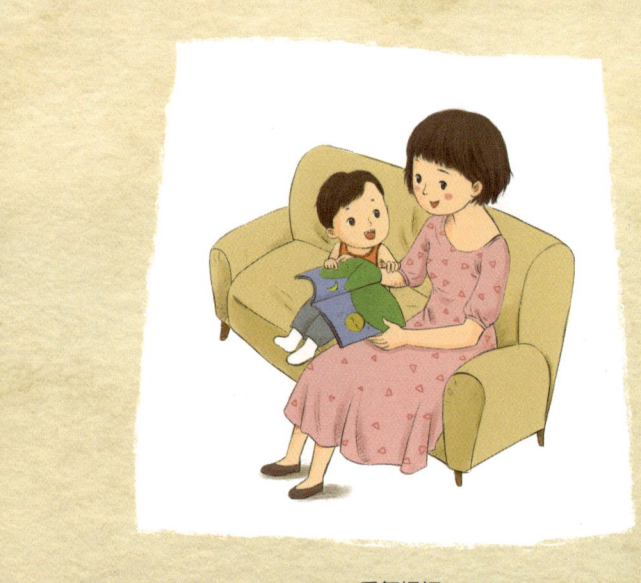

反复提问

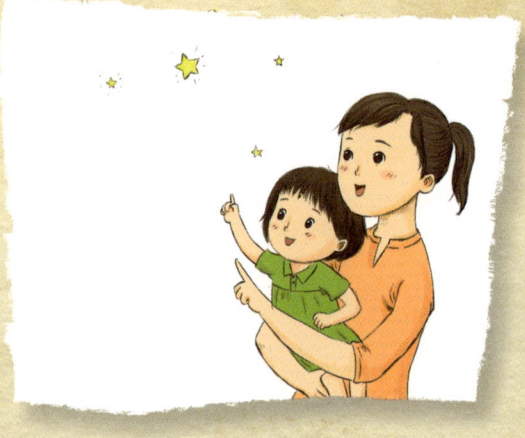

认识自然现象

●16～18个月宝宝记忆力发展训练方案：反复提问和认识自然现象

反复提问

父母多给宝宝看一些图画书，用宝宝能理解的语言讲一些简单的道理，此时的宝宝不一定能完全听懂，但可以训练宝宝集中注意力倾听；看书过程中父母还要反复向宝宝提问，通过反复提问可以引起宝宝的注意，以加强宝宝的记忆。

认识自然现象

比如观察早上天很亮，有太阳出来；晚上天很黑，有星星和月亮。有时没有太阳，是阴天，或者下雨和下雪，有时刮大风，在下大雨时可能会出现闪电和雷声。通过父母的讲述，使宝宝认识大自然的各种现象，并可以培养宝宝的观察力和记忆力。

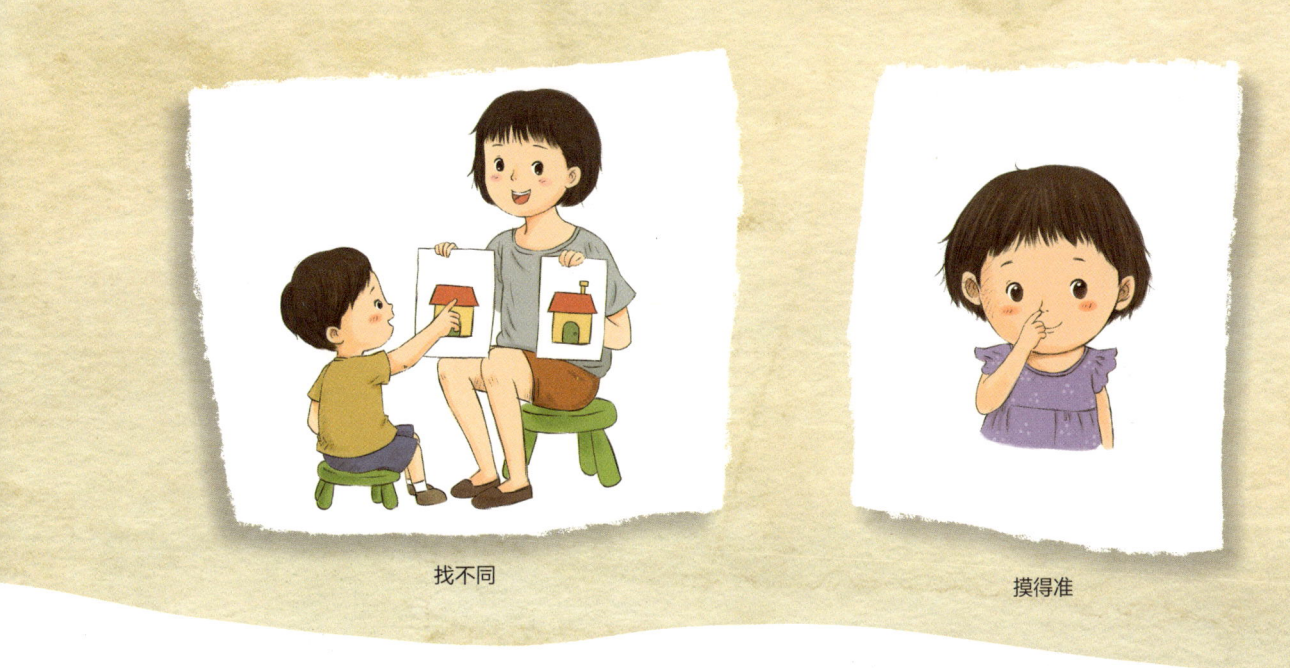

找不同　　　　　　　　摸得准

● 16~18个月宝宝观察力发展训练方案：找不同和摸得准

找不同

父母准备一本"找不同"的画册，让宝宝找出里面物体特征分明、单一的不同物体。比如一幅图片上有长耳朵和短耳朵动物各两三种，诸如长耳朵动物兔子、短耳朵动物熊猫等，然后让宝宝找出长耳朵动物，再找出短耳朵动物。找不同的游戏可以训练宝宝的注意力和观察力，促使他的注意力集中到需要观察的地方。

摸得准

父母和宝宝面对面，父母先示范一边报出"眼睛""鼻子""嘴巴""耳朵"等，一边触摸自己五官的相关部位，然后让宝宝模仿着做，比一比谁正确、速度快。这个游戏需要宝宝在高度兴奋中集中注意力，是训练宝宝注意力的好方法。

●16～18个月宝宝健康心理培养方案：呵护宝宝好奇心，帮助宝宝发展学习动机

好奇心重的宝宝多半有超乎常人的"动手欲望"，比如表现为，两岁不到的宝宝一定要拿家中的电视遥控器当"玩具"，不给就大哭大闹；或者把家里糟蹋得"天翻地覆"，一片狼藉。面对混乱的场面，父母一定要沉住气，不要胡乱发火。因为，对宝宝发火只会让宝宝刚刚萌生的好奇心一下子受到打击，阻止了宝宝探索未知世界的进取心，对宝宝将来的创造能力都有很大的影响。

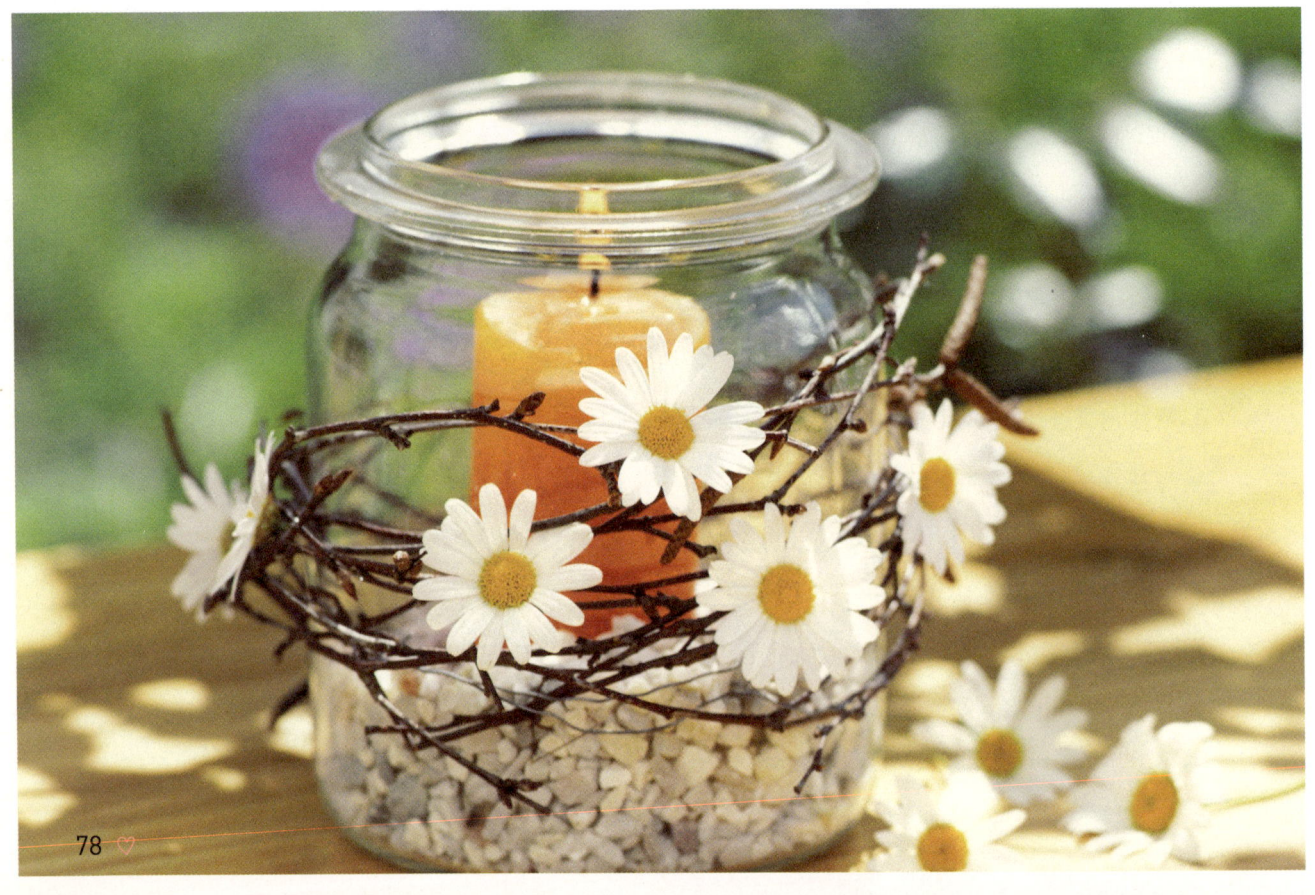

父母不能以成人的思维约束宝宝，对待好奇心重的宝宝尤其要鼓励，只有这样，才能帮助宝宝从好奇心中发展出学习的动机，让宝宝从小产生渴求知识、探寻世界的愿望。

父母可以在宝宝毁坏东西的过程中训练好奇心。比如，宝宝对一些玩具或者其他事物产生好奇心，想进一步了解时，爸爸妈妈可以和宝宝一起来玩玩具，并且在玩的过程中，告诉宝宝这些东西为什么会自己动起来，必要的时候可以和宝宝一起拆开玩具来研究一下它的内部构造。

父母可以在宝宝模仿动作的过程中训练好奇心。比如，宝宝看着妈妈择菜的动作产生兴趣时，妈妈可以让宝宝也学着妈妈的样子拿起一棵菜来。在这一过程中，宝宝就可以了解一些蔬菜的特性、观察食物生熟前后的变化等，使好奇心得到进一步的满足，更好地发展宝宝培养探索事物的能力。

父母可以在宝宝玩游戏的过程中训练好奇心。比如，宝宝在玩搭积木的游戏时，可能突然推倒刚搭起来的"拱门"，这是因为宝宝在想：推倒后积木会朝着哪些方向散落呢？妈妈就可以问宝宝为什么要推倒这些刚搭起来的拱门？然后可以和宝宝一起把推到的拱门重新恢复，再按照顺序一块一块地拆下来，告诉宝宝先拆最后搭上去的积木，后拆最先搭起的积木，让宝宝理解搭拆积木的顺序，通过这种非常规的玩法，让宝宝的好奇心得到正常地发挥。

宝宝的好奇心与学习动机会是在父母关注地看他、面带微笑、专心倾听以及鼓励并参与他行为的过程中被引发的。只要妈妈因势利导，满足了宝宝的"好奇心"，就不仅能保护宝宝思考的积极性，还锻炼了宝宝的行为能力，使宝宝在未来的学习和探索活动中积累基本的经验，也就会更加具有自信。否则，在宝宝刚探索周围环境时就受阻拦或受挫，只会使得宝宝做事很容易放弃，这样的宝宝长大后往往很听话、很顺从，成为一个遇事听天由命、没有主见、懦弱的人。

Part 4

19~21个月
宝宝有一颗"嫉妒的心"

育儿要点
Parenting Points

制定合理的一周食谱,控制零食。

培养宝宝养成定时、定点、定规矩的进餐习惯。

鼓励宝宝多说话,扩大说话范围和句子长度。

练习走跑、跳跃、抛扔、攀登等动作。

鼓励宝宝做手工,比如,学折纸、捏橡皮泥等。

教宝宝理解方位、对应、所属等关系。

背儿歌、回答故事问题,发展宝宝的认知能力。

训练宝宝学穿衣服、穿脱袜子、用勺吃饭等。

给宝宝第三次注射百白破混合制剂(加强针1次)。

宝宝11个月时自费进行接种B型流感嗜血杆菌苗(第4针)的,可以继续接种B型流感嗜血杆菌苗(加强针1次),效果最好。

体格发育 CHAPTER 1

宝宝不再像个大头娃娃,胸廓、头围、腹围的长度都差不多了,腿长长了,脖子也比原来长了,到了这个月龄,绝大多数宝宝囟门闭合了,但仍然有未闭合的宝宝。

 19~21个月宝宝体格发育指标

男宝宝	
身高	78.0~90.8厘米,平均84.4厘米
体重	9.0~13.9千克,平均11.1千克
头围	45.2~50.4厘米,平均47.8厘米
胸围	44.4~52.4厘米,平均48.4厘米
出牙数(21个月末)	15~17颗

女宝宝	
身高	76.9~89.3厘米,平均83.1厘米
体重	8.6~13.2千克,平均10.9千克
头围	44.3~49.1厘米,平均46.7厘米
胸围	43.3~49.1厘米,平均47.3厘米
出牙数(21个月末)	15~17颗

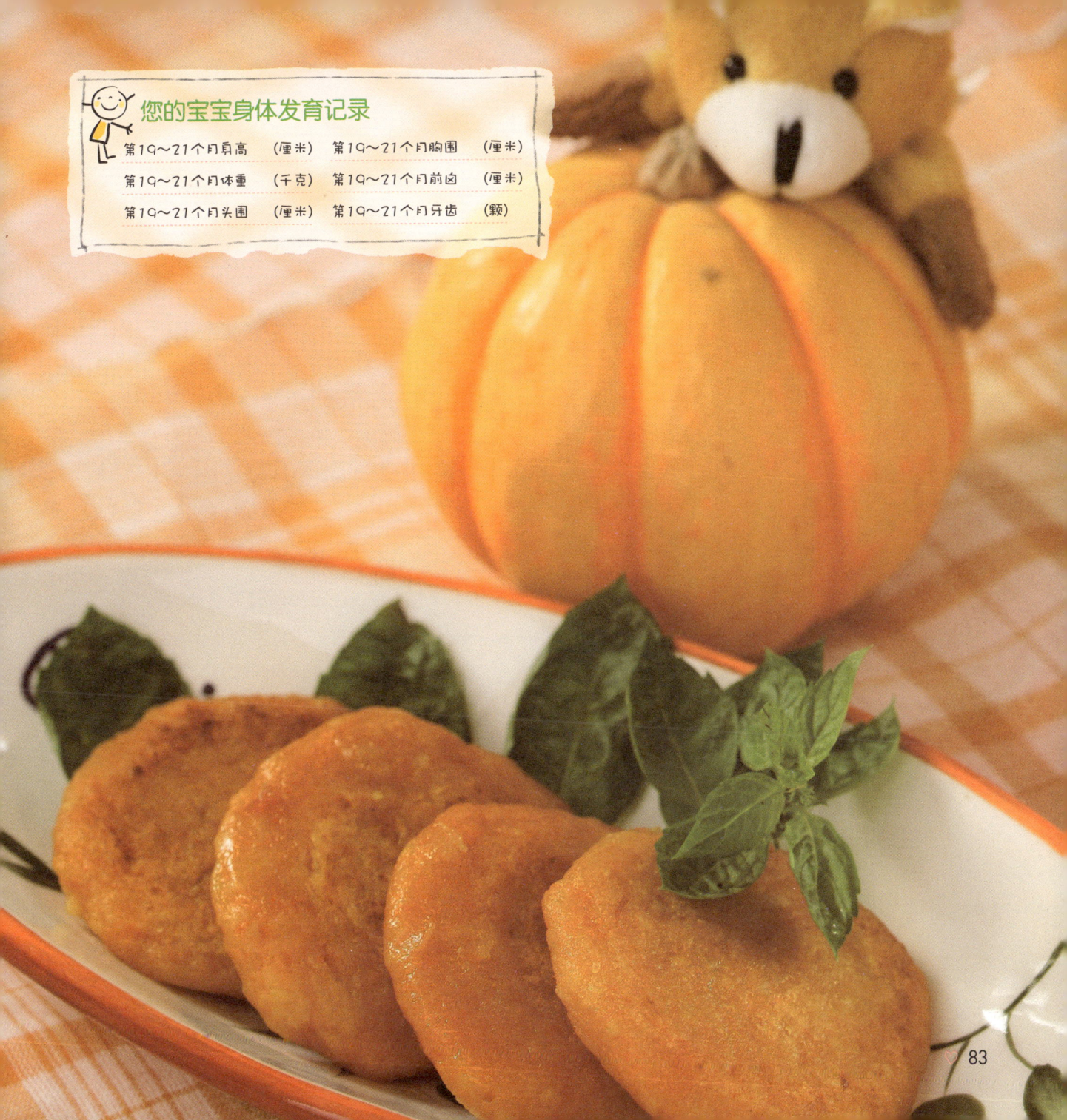

您的宝宝身体发育记录

第19～21个月身高 （厘米）　第19～21个月胸围 （厘米）

第19～21个月体重 （千克）　第19～21个月前囟 （厘米）

第19～21个月头围 （厘米）　第19～21个月牙齿 （颗）

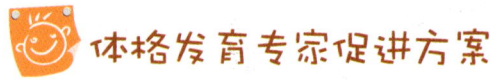

●19~21个月宝宝喂养重点

19~21个月的宝宝需要吃点粗粮，因为粗粮含有大量的蛋白质、脂肪、铁、磷、钙、维生素、纤维素等，都是宝宝生长发育所必需的营养物质，可以给宝宝多吃些玉米面粥、窝头片等。

这个时期的宝宝牙齿快出齐了，咀嚼已经不成问题，但有的宝宝这时却仍然只爱吃流质食物，不爱吃固体食物，这主要是咀嚼习惯没有养成造成的。所以，还没养成咀嚼习惯的宝宝，必须加强锻炼而不能任其吃流食。有的父母图省事，让宝宝继续用奶瓶，这对宝宝的发育是不利的。

这个时期的宝宝对甜味特别敏感，喝惯了糖水的孩子，就不愿喝白开水。但是糖水喝多了，既损坏牙齿，又影响食欲。父母不要给宝宝养成只喝糖水的习惯，已经形成习惯的，可以逐渐地减低糖水的浓度。吃糖也要限定时间和次数，最好在饭后吃，千万不要再饭前吃，一般每天不超过2块糖，慢慢养成好习惯。

●19~21个月宝宝的饮食安排

19~21个月的宝宝，食物配制要多样化。应该粗、细粮搭配着吃。

19~21个月的宝宝，继续需要补充配方奶。如果宝宝有些肥胖，或对乳糖过敏可以喝一些豆浆，豆浆内所含的不饱和脂肪酸等物质可以增强宝宝的抵抗力，但是豆浆不能完全取代配方奶。

19~21个月的宝宝每天都要食用蔬菜和水果。这个时期的宝宝对食物口感有了更高的要求，父母可以将苹果、哈密瓜、橙子等洗干净，分别切成小块给宝宝食用。

宝宝每天喂食主餐3顿，添加辅食2次，单独添加配方奶1次。喂食主餐具体时间为：上午8时（同时添加配方奶100～150毫升）；中午12时；下午6时。添加辅食具体时间为：上午10时；下午3时。添加配方奶具体时间为：晚上9时，添加250毫升。

● 19～21个月宝宝饮食注意事项

不要让宝宝直接食用冰箱中的食物。冰箱是培养细菌的地方，宝宝的食物很容易沾染细菌而被污染，宝宝食用了被污染的食物，会出现肠胃疾病的可能。如果父母不得已将食物放进冰箱保藏，决不能直接拿出来就给宝宝吃，一定要煮熟透后再给宝宝食用，将危害宝宝身体的因素降到最低。

不要让宝宝食用过量、浓度过浓、过甜的配方奶。这个阶段的宝宝每天都要喝配方奶，但不能过多，过多的配方奶会影响宝宝对其他食物的摄入，造成缺铁而出现贫血；配方奶的浓度过浓，也会使宝宝的血钠浓度升高，血压上升，甚至导致抽筋；而配方奶过甜会影响锌的吸收，引起宝宝消化功能紊乱、食欲减退、抵抗力下降。

培养宝宝良好的饮食习惯

注意进餐要定时定量。不要让宝宝暴饮暴食，也不要以强迫的手段逼宝宝把碗中的食物通通吃完；避免给予宝宝过多或不适合的零食，防止宝宝吃不下正餐而拖延用餐时间。

要让宝宝自己动手吃饭。父母可以选择有把手、小巧、有卡通图案的杯子和大小适合的汤匙等餐具供宝宝使用，并让宝宝与父母一起用餐。父母不要因为害怕宝宝吃得慢，或把食物掉得到处都是而采用完全喂食的方式，这样会影响宝宝正常的发育与探索。

培养宝宝良好的进餐习惯。让宝宝固定坐好吃饭，不要边吃边玩或边看电视；一次用餐时间最好不要超过30分钟；吃饭前后的30分钟，不要做剧烈运动，以免影响肠胃消化。

智能发育

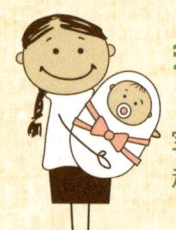

宝宝各项能力都有了很明显的变化。除了会稳稳当当地向前走之外,还会倒退走,向侧方向走。宝宝还会从1数到5,甚至到10,可以拉着成人找需要的东西。

智能发育测评

大运动

大运动发育水平

- 宝宝走路已经很稳了,行走自如,还能用脚尖走路。
- 宝宝能扶着栏杆自己上、下楼梯,不需要父母的帮助。
- 如果有什么东西掉在地上,宝宝会蹲下去把它捡起来。
- 宝宝能爬上椅子去拿东西,会推开椅子,甚至从椅子上爬到桌子上。
- 宝宝能双脚连续跳,双脚可先后离地、落地,但是不超过10次。
- 宝宝能越过8~10厘米高的横杆。
- 宝宝能先低头、弯腰、再迈腿,钻过直径约65~80厘米的圈子。

大运动能力测评

父母在楼梯上放一玩具,鼓励宝宝上楼去取,观察宝宝的动作。(宝宝满21个月时进行测试)

测试评价

只要宝宝能手扶楼梯栏杆,熟练地登上3阶以上的楼梯,说明宝宝生长发育正常!

精细运动

精细运动发育水平

- 宝宝能独自搭高5~6块积木。
- 宝宝能在父母带领下，会握笔在纸上画出直线。
- 宝宝会把纸折两折或三折，但折不成形状。
- 宝宝经过学习会一次捡一粒豆，每分钟可捡10~15粒。
- 宝宝在父母的示范和鼓励下，能用玻璃丝穿过扣眼，有时还能将玻璃丝拉过去。

精细运动测评

父母示范用玻璃丝穿过扣眼，鼓励宝宝模仿穿扣眼，观察宝宝的反应。

测试评价

只要宝宝能模仿父母将玻璃丝穿过5毫米以上的扣眼，不必拉线，说明宝宝生长发育正常！（宝宝满21个月时进行测试）

适应能力

适应能力发育水平

- 宝宝接触热的东西时，会说"热"，并将手缩回来。
- 宝宝在父母的提醒下，能够认识红色。
- 宝宝能够知道"1个"和数字"1"，认识"圆的""方的""大的""小的"。

适应能力测评

父母先搭起2块方木，然后推倒让宝宝重新搭起，父母一块一块拿出方木，观察宝宝能否搭高7~8块方木。（宝宝满21个月时进行测试）

测试评价

让宝宝试3次，只要宝宝能搭起1次7~8块的方木，说明宝宝生长发育正常！

语言能力

语言能力发育水平

- 宝宝能说出10个以上的人称，如哥哥、姐姐、阿姨、爷爷等；10个以上的日用品，如帽子、毛巾等；10个以上的动物，如小熊、猫、狗等；10个以上的人体部位，如眼睛、手等。
- 宝宝表达能力还比较差，常用1～2个字表达自己的愿望，如宝宝想喝牛奶时，会指着奶瓶说："奶"。
- 这个时候的宝宝口齿仍然不很清楚，如"哈哈镜"说成"滑滑镜"，把"兔子"说成"肚子"。

语言能力测评

父母观察宝宝平日是否有意识地将3～5个字组合在一起，说出一句话。（宝宝满21个月时进行测试）

测试评价

能有意识地将3～5个字组合在一起，说出完整的话，说明宝宝发育正常！

社交能力

社交能力发育水平

- 宝宝能用语言表达"吃饭""喝水""上街"等个人需要。
- 宝宝能记住自己的名字、衣服、帽子、玩具和小伙伴的小名。
- 宝宝能按照父母的吩咐做事，看见父母面部的略微表情就知道自己做的"对"还是"不对"。
- 宝宝听到音乐时，会很快乐。

社交能力测评

父母观察或询问宝宝，看宝宝是否会用语言表达自己的需要，比如"玩汽车"。

测试评价

宝宝能说出自己3种以上的需要，如"吃饭""喝水"等。用语言表达时，可以伴以手势，说明宝宝生长发育正常！如果仅用手势表示，不算合格。（宝宝满21个月时进行测试）

智能发育专家提高方案

●19~21个月宝宝大运动能力训练方案：丢投球游戏和球出山洞游戏

丢投球游戏

让宝宝把乒乓球丢到纸箱里，或者往高度为50~70厘米的筐内投小篮球，还可以在地板上推排球。各类球类游戏可以训练宝宝的动作协调能力。

球出山洞游戏

宝宝双腿跨开站立，身体向前弯曲，把球从双腿间向妈妈的方向滚去。之后宝宝站直，转身，走向妈妈，取回球，再继续玩。此游戏可训练宝宝的大肌肉运动和对空间方向的控制力。

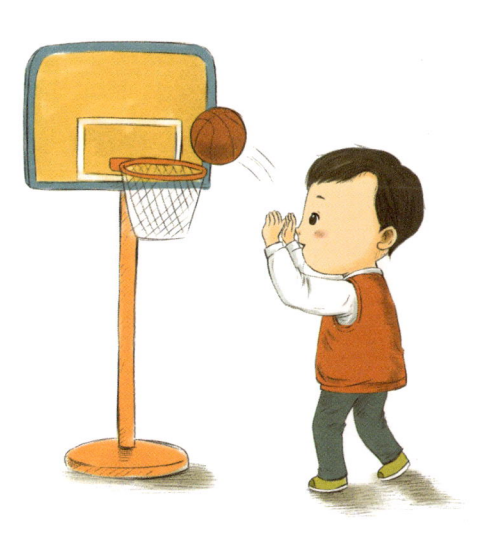

丢投球游戏

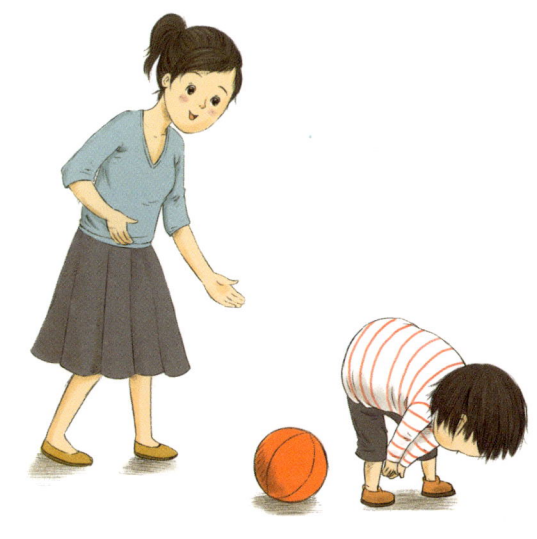

球出山洞游戏

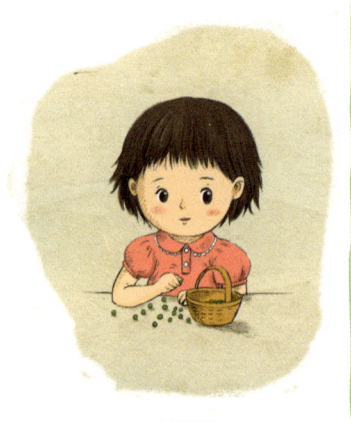
捡豆子

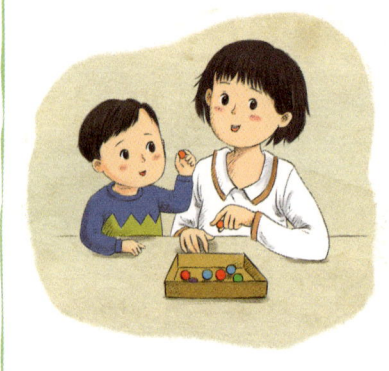
捡小球

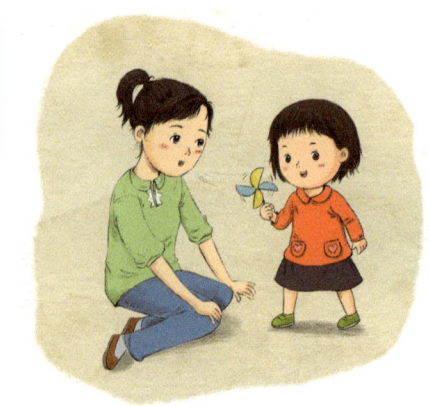
了解色彩变化

●19~21个月宝宝精细运动能力训练方案：捡豆子和捡小球游戏

捡豆子

父母可将豆子撒在桌子上，教宝宝用右手的大拇指和食指将豆子捡起来装在小篮中，让宝宝将桌子上的豆子一粒一粒捡完，这个游戏可以锻炼宝宝的手指肌肉。需要注意的是，父母在桌子上撒的豆子数量不要过多，以防宝宝产生疲劳。

捡小球

父母可给宝宝准备一个盒子，里面放上数个不同颜色小球，父母先给宝宝进行示范将里面同样颜色的小球捡出来，再放进去，然后再捡出另一种颜色的小球，反复练习。这个游戏可以训练宝宝手指的肌肉动作。

●19~21个月宝宝适应能力训练方案：了解色彩变化、所属关系和对应关系

了解色彩变化

父母可以和宝宝一起看万花筒、玩风车、玩陀螺等，让宝宝体会色彩变化的神奇和乐趣；爸爸还可以和宝宝一起用火柴棒、牙签和硬纸做一个简单的陀螺，涂上颜色，旋转时，不仅可让宝宝了解色彩的变化，色彩混在一起的变化还能带给宝宝新鲜、惊奇和想象，开发宝宝的智力和创造力。

了解所属关系

父母收下衣服后不要急于折叠，让宝宝找出他自己的衣服放在一起，然后再分别找出爸爸的衣服、妈妈的衣服归堆摆放。这个游戏需要宝宝平日生活中仔细观察爸爸妈妈的衣服，了解每件衣服的所属关系。

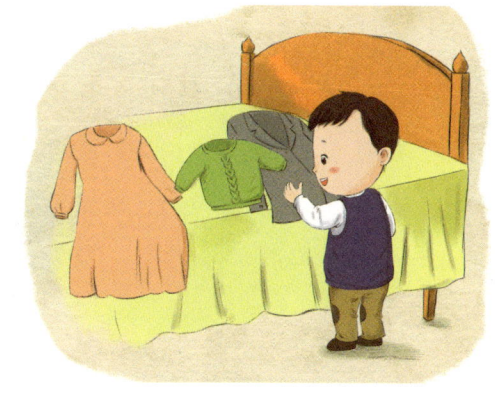

了解所属关系

了解对应关系

父母找一些相关物体的图片，比如鞋、帽子、皮包、眼镜、书报、碗、勺子等，打乱后让宝宝根据家里的实物，一一把图片匹配上去，了解对应关系。

●19~21个月宝宝语言能力训练方案：说出反义词和用途

说出反义词

父母先举例示范，比如，妈妈说"大"，教宝宝答"小"。宝宝学会后，妈妈接着说出上、高、长、瘦、前、左、黑、快等词，让宝宝说出反义词。如果宝宝答不出来，妈妈可以替他说出答案，再解释词义。也可以让宝宝当老师，让宝宝提问，妈妈作答。轮流提问和回答。

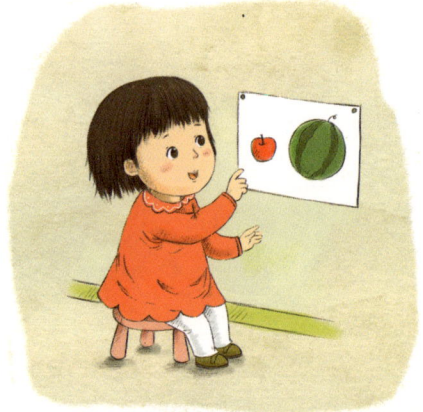

说出反义词

说出用途

选择一些宝宝熟悉的物品，如"茶杯""梳子""剪刀""牙刷"等，让宝宝逐个地说出它们的名称和用途，训练宝宝的语言表达能力。

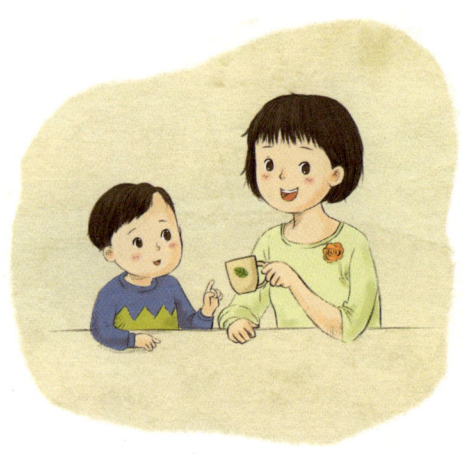

说出用途

●19~21个月宝宝社交能力训练方案：自我介绍和合作训练

自我介绍

父母带宝宝到别人家做客的时候，让宝宝简单地自我介绍一下，不必说得太多。如果宝宝害羞，只要介绍一下姓名和年龄就可以了，以培养宝宝的人际交往能力。

合作训练

父母可以假装自己有困难让宝宝来帮一下忙，如帮忙拿一下扫帚等。父母的帮忙请求能让宝宝有参与感，并能训练宝宝最初的合作意识，促进宝宝的人际交往能力发展。

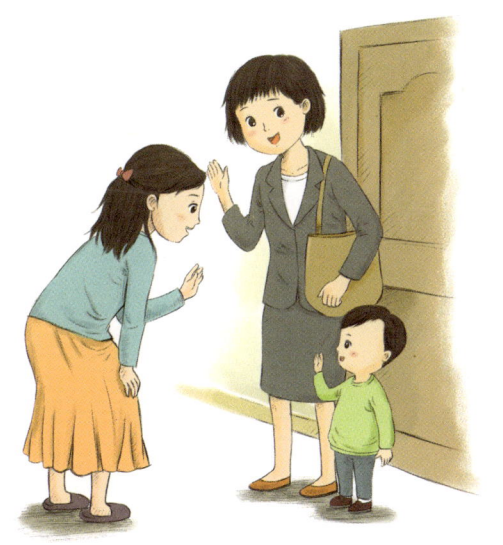

自我介绍

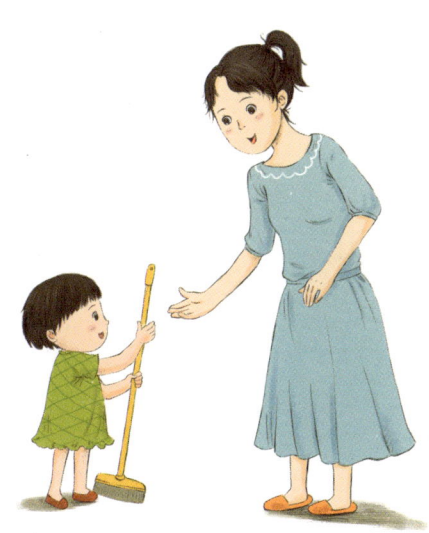

合作训练

心理发育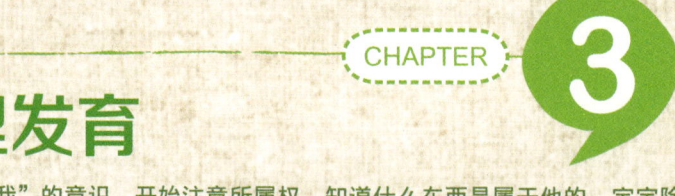

宝宝有了"我"的意识,开始注意所属权,知道什么东西是属于他的。宝宝除了继续依恋妈妈外,也开始亲近其他人,会很高兴地和周围的人一起玩耍。

宝宝日常行为和心理

●19~21个月宝宝有些霸气

宝宝以自我为中心,看见什么都想占为己有,表现为抢夺其他小朋友的玩具和物品。这种习惯刚开始的时候,妈妈就要注意并纠正了,要用道理去制止他的这种霸道行为,为培养他以后正确良好的处事方式打下基础。

●19~21个月宝宝仍然小脾气不断

这个阶段的宝宝兴趣很广泛,他对看见的任何物品都想去了解和探索,如果妈妈仅仅是为了整洁和安全而不让宝宝拿这拿那,宝宝很可能会大发脾气。妈妈不可以要宝宝按成人的思维去行动,也不可以去扼杀宝宝最初的探索欲望和想象力,要正确地引导他的兴趣。

●19~21个月宝宝有时会出现过分依恋妈妈现象

宝宝对妈妈正常的依恋有利于他正常的生长发育,但要防止宝宝的这种正常依恋发展成过分依恋,这样既阻止了宝宝探索周围环境、兴趣爱好的发展,又减少了宝宝与其他小朋友进行交流的机会。父母要经常带他出去接触大自然,多与陌生人接触,避免过分依恋妈妈。

破坏 是宝宝嫉妒心的表现

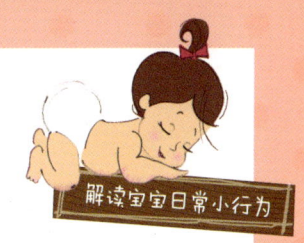

自从把小伙伴邀到家里一起玩以后，翔翔一直都很懂礼貌。一天下午，翔翔照例和小伙伴一起玩搭积木桥的游戏，搭到一半的时候，妈妈看见小伙伴的积木桥搭得整齐而又牢固，可翔翔却搭得歪歪扭扭、速度还很慢，为了激励儿子，翔翔妈妈就说："两个小朋友比一比，看谁完成得快又好。"谁知，话音落下不久，就见翔翔一伸手把小伙伴快搭好的积木桥推倒了。翔翔突如其来的举止把翔翔妈妈惊呆了，而小伙伴的妈妈也愣住了，一旁的小伙伴则哇哇大哭起来，这个场面让翔翔妈妈既尴尬又百思不得其解……

其实，翔翔的行为是嫉妒的表现。嫉妒是人类情感的一种表现方式，也是一种心理现象，是当他人在某些方面超过自己，导致欲望得不到满足时所产生的排挤，甚至是破坏别人优越感的一种负性情感状态。嫉妒作为一种十分普遍的心理，每个人都或多或少地存在着，加拿大约克大学的一项研究发现，其实3个月大的宝宝已经表现出了一定的嫉妒心理，到了宝宝2岁左右嫉妒心就更明显了。

遇到类似令宝宝嫉妒的事情，通常内向一点的宝宝会通过吮吸拇指、抚弄头发来缓解这种情绪，而外向一点的宝宝则会以尖叫、哭闹或其他具有攻击性的行为来发泄自己的不满。由于这个阶段的宝宝年龄小，嫉妒心表现很外露且不加掩饰，父母稍加注意，就能及时发现，一般有以下几种情形：家里来了小客人分享了父母的注意力，或者妈妈去抱别的宝宝了，宝宝就会产生嫉妒，不能容忍身边亲近的大人疼爱别人；别的小伙伴拥有自己不具备的能力，或拥有自己没有的玩具等，宝宝也会产生嫉妒；对获得父母、老师等表扬的其他小伙伴怀有敌意，产生嫉妒。

嫉妒是儿童心理发展中的自然现象，也是一种负面情感，初期的嫉妒有积极的一面，它起到提醒对方的重视、唤起自尊心的作用，是一种自我保护。正是因为嫉妒，宝宝才能通过这种方式及时有效地向父母表达自己的情绪，借此达到保护自己的目的。从某种意义上说，嫉妒是宝宝成长过程中的一种本能，没必要把它看得像洪水猛兽似的过于严重。

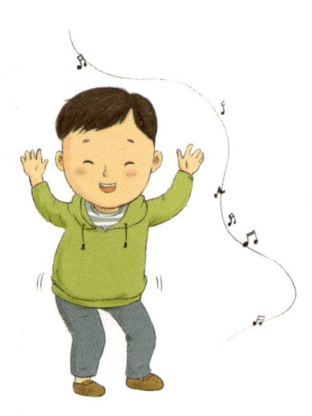

感官训练

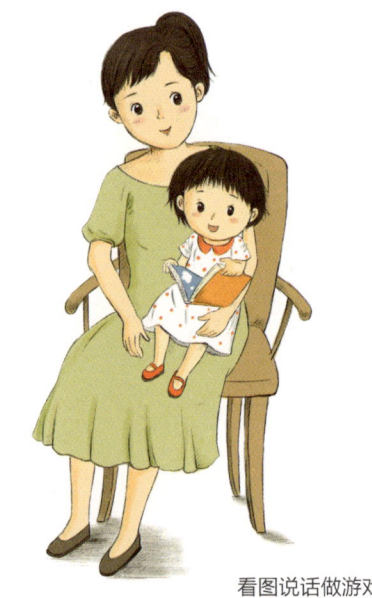

看图说话做游戏

 健康心理专家培养方案

●19~21个月宝宝认知发展力训练方案：感官训练和看图说话做游戏

感官训练

妈妈可以带动宝宝一起随着音乐的节奏摇动身体，体验对音乐的感受；也可以让宝宝听各种乐器伴奏的音乐，渐渐地可以观察出他喜欢某些音乐和讨厌哪种乐器的声音，以后父母可以根据宝宝的喜好，尽量播放他喜欢的音乐。

看图说话做游戏

妈妈给宝宝读有故事情节的图画书，宝宝可能不完全听懂文字，但会从图画中了解剧情，记住反复听过、看过的图画故事。妈妈在一个故事说完一页时停住，这时宝宝很想知道下一页会是什么，妈妈就让宝宝猜，然后慢慢翻到下页，如果出现的画面和宝宝想的说的一样，宝宝会为自己的"知道"感到非常高兴，妈妈要顺应宝宝的这种心理给宝宝称赞。

●19~21个月宝宝记忆力发展训练方案：应答对话练习和复述句子练习

应答对话练习

宝宝1岁半后，逐渐由说单一词句过渡到学说短句，这时，父母要多和宝宝语言交流，应多采用问答的形式，比如，妈妈问，宝宝答。当宝宝答不出或回答不完整时，妈妈要用完整句子再说一遍，让宝宝重复，这种方法既能训练宝宝的记忆力，又能训练宝宝的语言能力。

复述句子练习

父母可以选择情节有趣、内容简单的小故事或儿歌，作为复述内容，父母自己先讲几遍故事的内容，然后教宝宝复述句子，父母说一句，让宝宝说一句，逐渐让宝宝自己把句子复述出来。此方法对训练宝宝的语言表达、记忆力和专注力很有效。

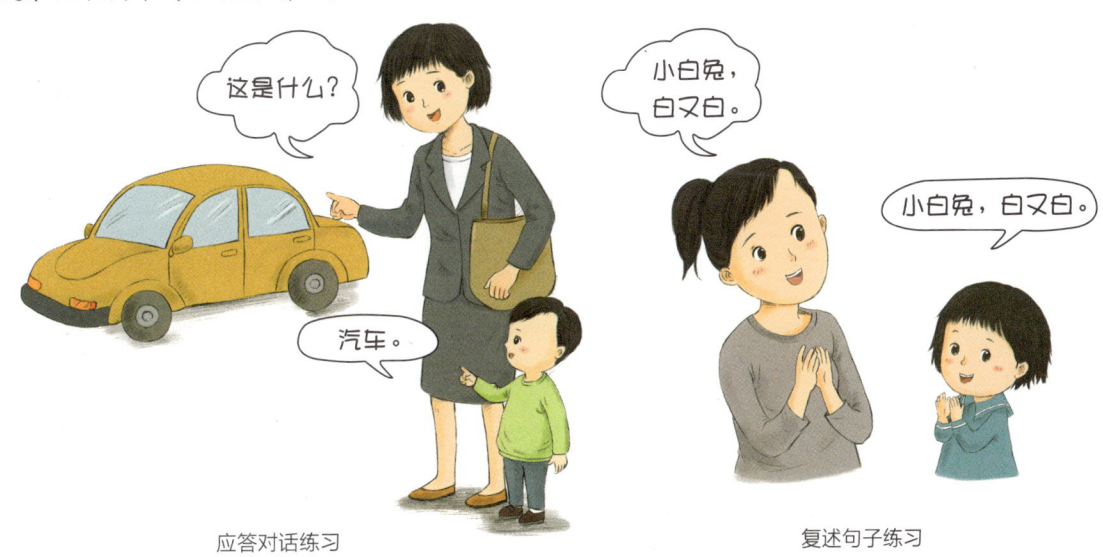

应答对话练习　　　　　　　　　　复述句子练习

●19~21个月宝宝注意力发展训练方案：猜一猜和学做操

猜一猜

妈妈一手握一个小玩具，比如小玻璃球，两手握拳状，让宝宝猜小球藏在哪只手里。起初，妈妈可以把藏有玻璃球的拳头握松一点，让宝宝试着观察两拳的不同来判断，之后两拳握得差不多，让宝宝随意猜测；然后换作宝宝藏球妈妈猜，妈妈可经常假装猜测失败，让宝宝有成就感，更乐意把游戏进行下去。这个游戏需要宝宝集中一定的注意力，当宝宝藏球时还需要动用他缜密的心思，想办法来"骗"过妈妈。

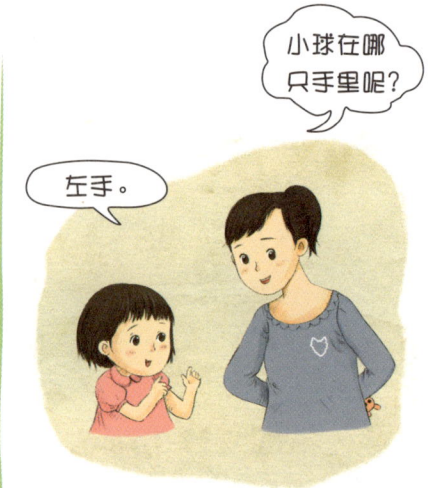

猜一猜

学做操

妈妈和宝宝面对面站着，做几个简单的体操的动作，让宝宝模仿动作。妈妈动作一定要从简单到复杂，比如，向左平举左臂、放下，同时配合口令：一、二；让宝宝模仿伸出右臂、放下。再向右平举右臂、放下，同时配合口令：三、四；让宝宝模仿伸出左臂、放下。双臂同时左右平举、放下，同时配合口令：五、六；让宝宝模仿同时平举、放下。双臂同时向前平举、放下，同时配合口令：七、八；让宝宝模仿向前平举、放下。速度可逐渐加快。让宝宝在兴奋的运动操中加强观察的注意度。

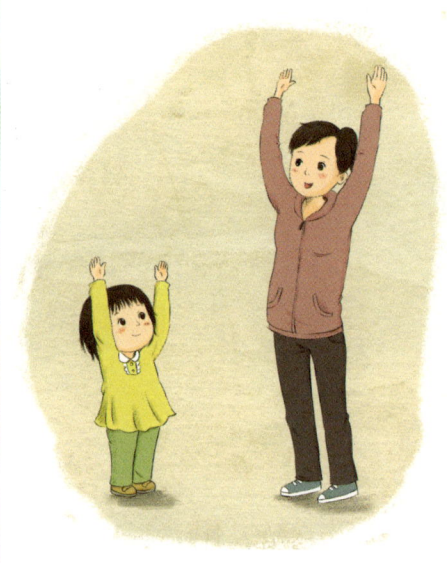

学做操

●19~21个月宝宝健康心理培养方案：摆脱嫉妒，帮助宝宝走向自信宽容

嫉妒是宝宝成长过程中一种可以理解的正常情绪反应，但是嫉妒也是一种不健康的心理状态，因为嫉妒过度，宝宝可能会形成古怪、多疑、粗暴、自卑、执拗或自暴自弃等毛病，它带来的后果往往是沮丧、攻击和对立，如果嫉妒的情绪长期发展下去不加以遏制，它就可能成为宝宝人格的一部分，对宝宝心理、学习、人际交往等都具有不良影响，让宝宝将来成为一个不受欢迎的人。因此，如果宝宝的嫉妒情绪过强，父母一定要做好心理疏导，帮助宝宝克服他的嫉妒情绪，或者以适当的方式来发泄他的嫉妒情绪。

减少使宝宝产生嫉妒的环境刺激，可以帮助宝宝摆脱嫉妒。如果宝宝因为小伙伴拥有自己某个没有的玩具而产生嫉妒情绪，那么，妈妈不要责怪宝宝，而是要充满爱怜地将宝宝抱在怀里，耐心地听听他描述他的感受，表示理解，然后使用其他玩具来满足宝宝的需求。

帮助宝宝提高自我认知水平，也是帮助宝宝克服嫉妒心的有效途径之一。父母千万不要拿宝宝的短处和他人的长处比较，否则会挫伤宝宝的自尊心，进一步诱发宝宝对比较对象产生更深的敌意。如果父母能温和地对待宝宝，并帮助宝宝认识到每个人都有长处，也都有短处，那么宝宝就能学会客观地看待自己与他人，慢慢地摆脱他内心对别人的嫉妒情绪。

和宝宝一道玩竞赛游戏，给宝宝提供更多体验成功与失败的机会，让宝宝经历自己不如他人的心理冲突，锻炼宝宝的心理调适能力，从而摆脱嫉妒。

嫉妒有它消极的一面，也有它积极的一面。妈妈可以利用宝宝的嫉妒心，让宝宝摆脱嫉妒的困扰，让嫉妒成为宝宝进取的动力。比如宝宝积木搭不好而推倒了小伙伴的积木，此时，妈妈可以从另外一个角度来引导宝宝："小哥哥积木搭得好不错，不过你画画不错啊。你推倒了哥哥的积木桥，他多伤心啊，我们一起帮小哥哥把桥搭好吧。"通过妈妈的诱导，宝宝在搭积木的过程中纠正了自己的错误，同时也意识到了自己的长处，他会对自己更加充满信心。这样，宝宝就找到了一种积极的释放自己嫉妒情绪的方式，并且因此变得更加自信，更加宽容。

Part 5

22~24个月
宝宝"叛逆的2岁"

育儿要点
Parenting Points

多吃蔬菜、水果、鸡蛋、鱼肉，预防肥胖。

耐心培养宝宝养成定时、定点、定规矩的良好进餐习惯。

加强跑跳、攀登、接投球训练等。

进一步加强握、捏、搭、撕、折等手部动作的训练。

提高手的灵活性和手眼协调性。

进一步丰富词汇和句型，提高语言表达能力。

看图讲故事，回答问题，进一步提高认知能力。

养成良好的生活习惯，提高自我服务能力。

给宝宝接种乙脑疫苗（加强针1次）。

宝宝7个月时使用计划外口服轮状疫苗的，可以在2岁期间再口服轮状疫苗1次。

CHAPTER 1

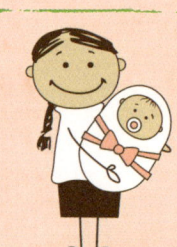

体格发育

转眼间,宝宝已经快两岁了,你会越来越觉得宝宝是个"小大人"了,因为这个时期,宝宝各方面的能力都有了翻天覆地的变化,真的是一天一个样儿。

 22~24个月宝宝体格发育指标

男宝宝		女宝宝	
身高	80.9~94.4厘米,平均87.9厘米	身高	79.6~93.6厘米,平均86.6厘米
体重	9.7~14.8千克,平均12.2千克	体重	9.2~14.1千克,平均11.7千克
头围	45.6~50.8厘米,平均48.2厘米	头围	44.8~49.6厘米,平均47.2厘米
胸围	45.4~53.4厘米,平均49.4厘米	胸围	44.2~52.2厘米,平均48.2厘米
出牙数(24个月末)	18~20颗	出牙数(24个月末)	18~20颗

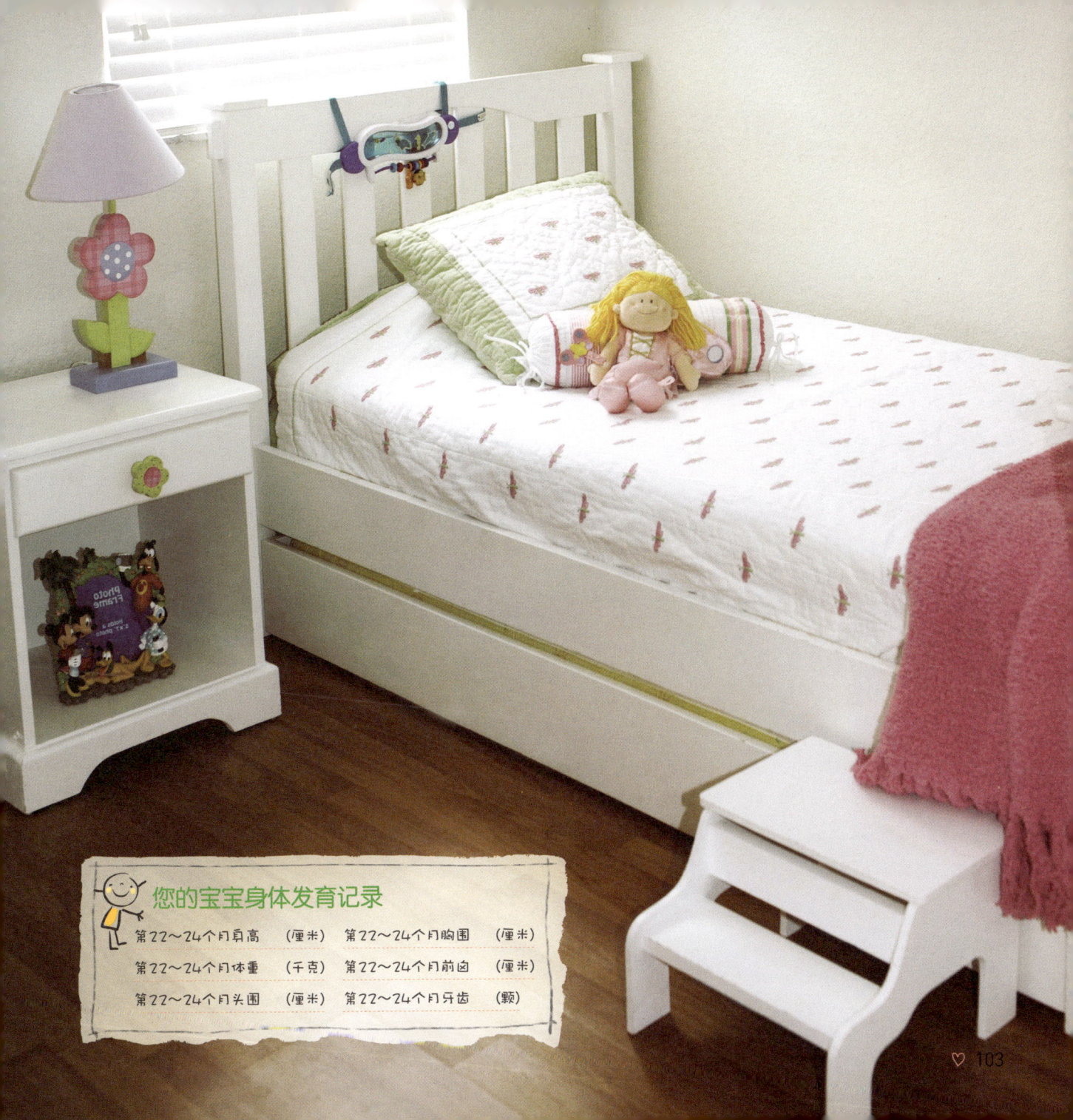

您的宝宝身体发育记录

第22～24个月身高　（厘米）　　第22～24个月胸围　（厘米）

第22～24个月体重　（千克）　　第22～24个月前囟　（厘米）

第22～24个月头围　（厘米）　　第22～24个月牙齿　（颗）

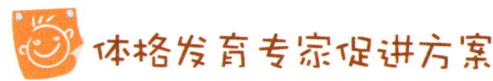 **体格发育专家促进方案**

●22～24个月宝宝喂养重点

22～24个月的宝宝必须保证足够的热量、高质量的蛋白质和维生素。这个时候的宝宝已经会跑、会跳，整天都非常活跃，这么大的活动量必须要有充足的热量来维持，如果热量供给不足，必然会影响宝宝正常的生长发育。2岁左右的宝宝每天大约需要热量1000～1500千卡，相当于需要碳水化合物100～150克，即每顿需要吃50克左右的主食。

这个时候的宝宝还应摄入充足的含碘食物，如海带、紫菜等，因为碘是宝宝大脑发育不容忽视的一种重要微量元素，所以这个时候及时补充碘有利于宝宝的智力发育，否则缺碘会造成不同程度的智力损害。

要控制宝宝甜果汁的饮用量，可以在白开水中加入一片橘子，或者将纯果汁的浓度适当稀释。要知道，果汁不仅不含一个水果所有的纤维素，还会降低宝宝对其他食品的食欲，因为半杯浓果汁就含60～75卡路里热量。

●22～24个月宝宝的饮食安排

22～24个月的宝宝，要保证营养全面均衡，适量摄入动植物蛋白。肉类、鱼类、豆类和蛋类中含有大量优质蛋白，可以用这些食物煮汤，或用肉末、鱼丸、豆腐、鸡蛋羹等容易消化的食物喂给宝宝吃。

22～24个月的宝宝，要合理安排热量，把食物合理安排到各餐中去。按照早餐要吃好、午餐要吃饱、晚餐要吃少的营养比例，各餐总热量的比例是：早餐占30%，午餐占40%，晚餐占30%。为了满足宝宝上午活动所需的热能和营养，早餐除了主食之外，还要加些乳类、蛋类、豆制品、青菜和肉类等食物，午餐的进食量应该高于其他各餐。

22~24个月的宝宝，要多吃蔬菜、水果。宝宝每天营养的主要来源之一就是蔬菜，如番茄、胡萝卜、白菜、灯笼椒等。

宝宝每天喂食主餐3顿，添加辅食2次，单独添加配方奶1次。喂食主餐具体时间为：上午8时（同时添加配方奶100~150毫升）；中午12时；下午6时。添加辅食具体时间为：上午10时；下午3时。添加配方奶具体时间为：晚上9时，添加200毫升。

●22~24个月宝宝饮食注意事项

不要让宝宝用喝果汁类饮料代替喝白开水

果汁类饮料香甜可口，但因为含钠低，宝宝摄入过多可导致血钠减低，诱发脑水肿，引起大脑损害，称为"果汁综合征"。果汁虽然来自水果，但加工后的果汁缺乏纤维素，而且维生素C也很容易被氧化，所以宝宝每天喝果汁不要超过100毫升，切忌用果汁代替白开水饮用，餐前尽量不要喝果汁，以免影响正常的进餐量。

不要让宝宝过多食用高脂肪、高糖的食物

宝宝摄取了大量含有脂肪的肉、过多的含糖饮料和精制的碳水化合物，比如饼干、果酱和糖果等食品，就会产生超重现象。要控制宝宝的高脂肪、高糖食物的摄入，预防宝宝肥胖。

不要让宝宝用服食维生素片代替蔬菜

现在的宝宝有很多都不爱吃蔬菜，为了补充维生素，有的父母就会简单地给让宝宝服用维生素片来代替蔬菜的营养。其实这样做并不好，因为蔬菜中含有大量的食物纤维，能促进肠的蠕动，保持通便。

不要让宝宝用吃菠菜代替补铁

大家普遍认为吃菠菜可以补铁。菠菜中确实含有丰富的铁，但不太容易被人体吸收，而菠菜中所含的草酸，与钙结合生成的草酸钙，又会令宝宝缺钙。

智能发育

CHAPTER 2

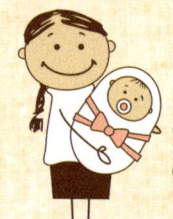

宝宝已经能稳稳当当地走路,并且还会上台阶,与此同时,宝宝几乎能全部听懂爸爸妈妈说的话,语言表达能力也更强,你会觉得宝宝真的长大了。

智能发育测评

大运动

大运动发育水平

- 宝宝学会跑跳,并且双脚并跳时能双脚同时离地和同时落地,2次以上。
- 宝宝能用一只脚站立,并能保持平衡。
- 宝宝能不扶栏杆,独自上下楼,但需要两步上一个台阶。
- 宝宝听到踢球命令后能主动起脚踢球。
- 宝宝在父母的指令下,能取球举手过肩,并且将球向大人的方向抛出。
- 宝宝能模仿大人往后退着走。
- 宝宝拾起物品站起来时不再跌倒,踢球时不再失去平衡。

大运动能力测评

父母示范做双脚同时离开地面跳起的动作,然后鼓励宝宝模仿,观察宝宝的动作。(宝宝满24个月时进行测试)

测试评价

宝宝能双脚起跳并且双脚同时离开地面、同时落地,2次以上,说明宝宝生长发育正常!

精细运动

精细运动发育水平

- 宝宝能一页一页地翻书。
- 宝宝能用拇指和其他手指合在一起拿笔，出现比较成熟的握笔姿势。
- 宝宝能独自搭高6~7块积木，而且不会倒。
- 宝宝会用瓶盖盖上瓶子，并且能将瓶盖拧紧。
- 宝宝能在纸上画出竖线。
- 宝宝会洗手并用毛巾擦干。

精细运动测评

父母示范用玻璃丝穿过扣眼，并用另一只手拉出玻璃丝，鼓励宝宝模仿着做，观察宝宝的反应。（宝宝满24个月时进行测试）

测试评价

只要宝宝能模仿父母将玻璃丝穿过扣眼，并用另一只手将玻璃丝拉出，说明宝宝生长发育正常！

适应能力

适应能力发育水平

- 宝宝能将4块方木排成一列，组成"火车"。
- 宝宝画的直线会有倾斜，与垂直线之间的夹角小于30°；画的圆圈可能弯弯曲曲，甚至没有闭合。
- 将型板翻转180°，宝宝仍能将3块不同形状的形板放进相应的型板孔内。
- 宝宝能将3块不同形状和颜色的形板，比如三角形、正方形、半圆形，正确放入相应的型板孔内。

适应能力测评

父母示范一页一页翻书的动作，鼓励宝宝也这样翻，观察宝宝翻书的动作。（宝宝满24个月时进行测试）

测试评价

只要宝宝能用手指捻书页，每次捻一页，连续翻3页以上，说明宝宝生长发育正常！

语言能力

语言能力发育水平

- 宝宝能开始清楚地用字表达意思,虽然用的字可能不容易听懂,但已经不再仅仅是声调了;宝宝会说儿歌,但还不能完整地念。
- 宝宝能正确地用代词"你",来代替"妈妈""爸爸";也能用"我"来代替"宝宝"。
- 宝宝能模仿书中的人或动物的动作;能重复妈妈讲故事或日常生活中说的某句话。

语言能力测评

父母鼓励宝宝说儿歌,观察宝宝能否不经意地说出儿歌。(宝宝满24个月时进行测试)

测试评价

只要宝宝能在不经提示的情况下,说出两句或两句以上的儿歌,说明宝宝生长发育正常!

社交能力

社交能力发育水平

- 宝宝能自己用勺吃饭。
- 宝宝爱问"这是什么?""那是什么?"等等。
- 宝宝会把玩具娃娃抱起来,会帮助别的小伙伴放好玩具。
- 宝宝能控制大小便,临睡前排尿,不再尿床。
- 宝宝在镜子中看见自己的影像时,如果问他:"那是谁?"他会用自己的名字来表示自己。

社交能力测评

父母询问宝宝一些常见物品的用途,观察宝宝如何回答。(宝宝满24个月时进行测试)

测试评价

只要宝宝能说出3种以上常见物品的用途,问四次回答对三次,说明宝宝生长发育正常!

智能发育专家提高方案

● 22~24个月宝宝大运动能力训练方案：跳格子游戏和踩石头过河游戏

跳格子游戏

父母在地上用粉笔画出9个正方形的方格子，并在方格子内标上数字。妈妈首先玩跳格子游戏，嘴里说着："跳到1号，跳到4号"。让宝宝依照妈妈的样子跳格子，妈妈在一旁保护。这个游戏可以发展宝宝的跳跃能力和身体平衡能力。

踩石头过河游戏

爸爸在地上画两道线作河，河里面画些圆圈当石头，教宝宝踩石头过河不要掉水里。这个游戏可以训练宝宝大动作和平衡能力。

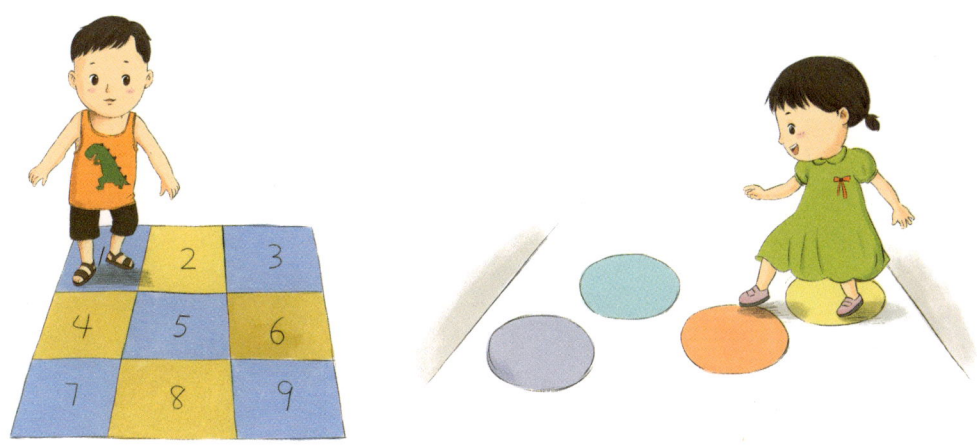

跳格子游戏　　　　　　　　　　踩石头过河游戏

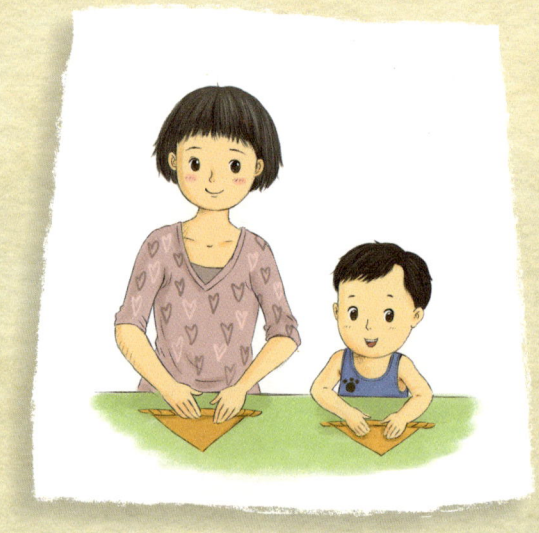

做金箍棒

蚂蚁搬豆游戏

● 22~24个月宝宝精细运动能力训练方案：做金箍棒和蚂蚁搬豆游戏

做金箍棒

妈妈准备一支铅笔和一块手帕。妈妈先将铅笔放在手帕的一边，然后用手帕裹住铅笔，一直裹完变成一根小小金箍棒。妈妈演示完，让宝宝自己动手卷，反复数次，直到做好为止。这个游戏可以训练宝宝手指的精细动作。

蚂蚁搬豆游戏

父母准备一个蚂蚁头饰和一小盒蚕豆，在另一端再放一个小盒子。把宝宝装扮成蚂蚁，让宝宝过去捡蚕豆，每次只捡一颗，然后回来再放入这一端的小盒里。这个游戏可以锻炼手指的灵活性。

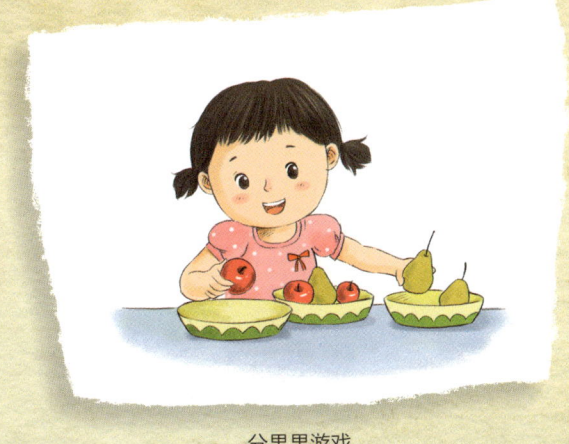

分果果游戏

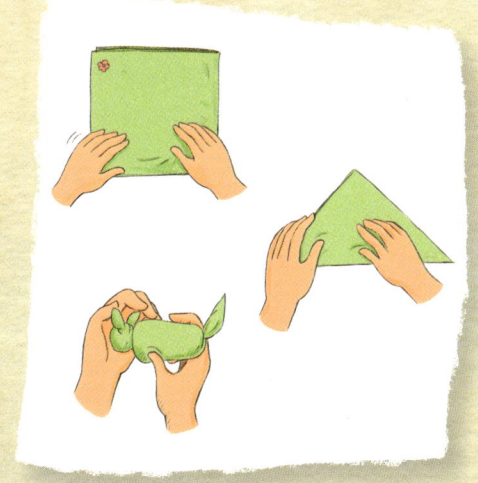

叠手帕游戏

●22~24个月宝宝适应能力训练方案：分果果游戏和叠手帕游戏

分果果游戏

妈妈把一堆苹果和一堆桃子混合堆在一起，叫宝宝把苹果和桃子分开，苹果放篮子里，桃子放盘子里。进一步可增加难度，让宝宝把苹果与梨分开；再进一步可让宝宝把几张猫的照片和几张兔的照片分开。这个游戏可以帮助宝宝学会观察事物的特征，学会将物体进行归类。

叠手帕游戏

妈妈拿一块花手帕问宝宝："手帕是什么形状？手帕上画的有什么？"让宝宝观察并回答问题。再把手帕折成长方形、三角形等形状，让宝宝帮助做并观察手帕的变化，最后折成一只小老鼠，让宝宝玩。

●22~24个月宝宝语言能力训练方案：念儿歌和摸摸跑回来游戏

念儿歌

妈妈通过图片一边让宝宝认识金鱼，看小金鱼在水里游的动作，一边念儿歌："小金鱼，水里游，上上下下游啊游。"然后教宝宝模仿念儿歌。通过这个练习训练宝宝发好"游""上""下"的音。

摸摸跑回来游戏

妈妈对宝宝下达一个指令，要求宝宝跑过去摸一下指定的东西再马上跑回来。这个游戏可以在室内玩，也可以在室外玩。妈妈可以对宝宝说："宝宝宝宝真好玩，摸摸这儿，摸摸那儿，摸摸大树跑回来。"这个游戏不仅能训练宝宝的语言理解能力，还能训练宝宝的反应能力。

●22~24个月宝宝社交能力训练方案：回答客人和安慰娃娃游戏

回答客人游戏

爸爸模仿客人，敲门问："有人在家吗？"妈妈答："有人，请进。"进门后客人问宝宝："你妈妈叫什么名字？你家在哪里住？"让宝宝来回答。训练宝宝的社会交往能力。

安慰娃娃游戏

妈妈准备一个布娃娃，用红墨水把布娃娃的胳膊涂成红色。告诉宝宝，这个布娃娃的胳膊受伤流血了，让宝宝来安慰娃娃，可以培养宝宝在社会生活中对弱者的同情心。

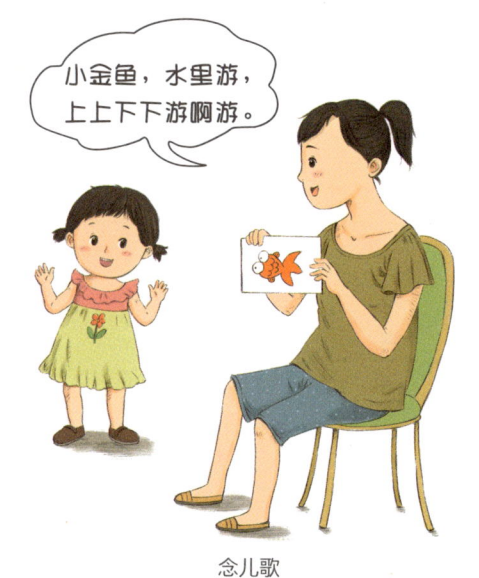

念儿歌

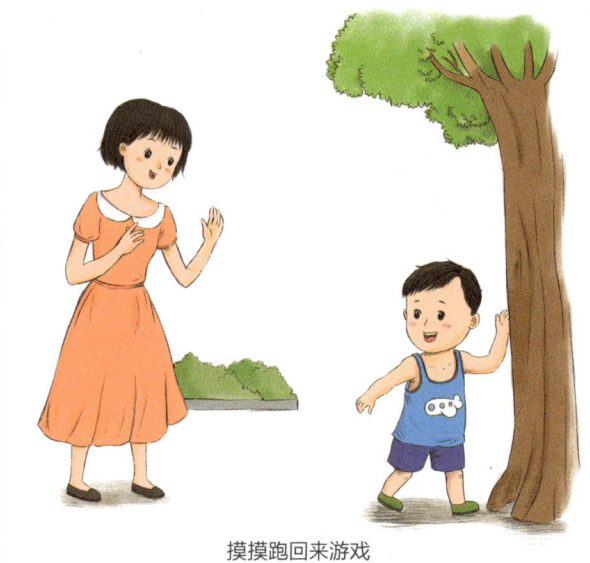

摸摸跑回来游戏

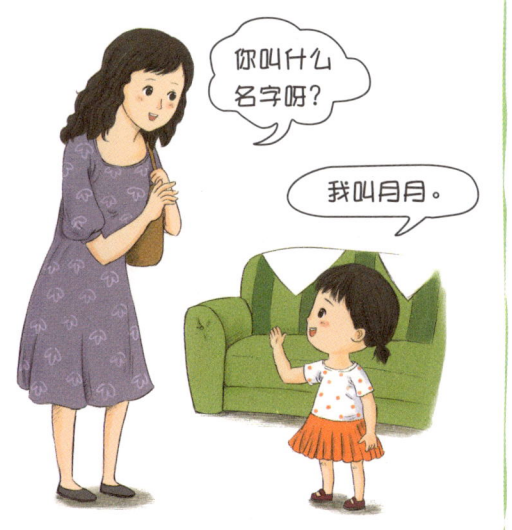

回答客人游戏

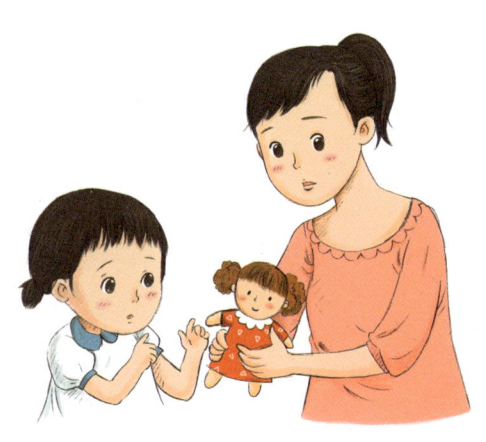

安慰娃娃游戏

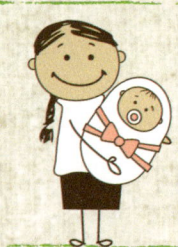

CHAPTER 3 心理发育

宝宝独立性不断增强，开始有了自律能力，尝试着做自己喜欢的事情，开始感受父母对他的感情。

 宝宝日常行为和心理

● 22~24个月宝宝喜欢结交大朋友

细心的爸爸妈妈可能会发现，这个年龄的宝宝总喜欢和年龄稍大一点的小朋友玩，从开始时总要拉着爸爸妈妈陪着自己和小朋友一起玩，发展到后来总是跟着大朋友满场地跑来跑去，这种情感上的自主，说明宝宝渐渐独立了。

● 22~24个月宝宝仍然不能控制情绪

这个阶段的宝宝总是喜怒无常、仍然不能控制自己的情感冲动，他的生气和挫败感会突然爆发，会哭泣、尖叫和踢打，甚至故意伤害自己和别人。宝宝的这种脾气变化是他成长的一部分，父母应该理解并进行正确的疏导。

这个时期，宝宝非常喜欢探索和冒险，但又缺乏冒险所必需的技能，因此父母为了保护他，就得经常制止他超过极限的冒险，这时宝宝就会感觉挫败和恼火、会勃然大怒。对于情绪激烈的宝宝，父母必须坚持原则，必须制止危险的行为，只要父母坚持，每次总是保持同样的原则，宝宝慢慢就能分清什么能做、什么不能做。

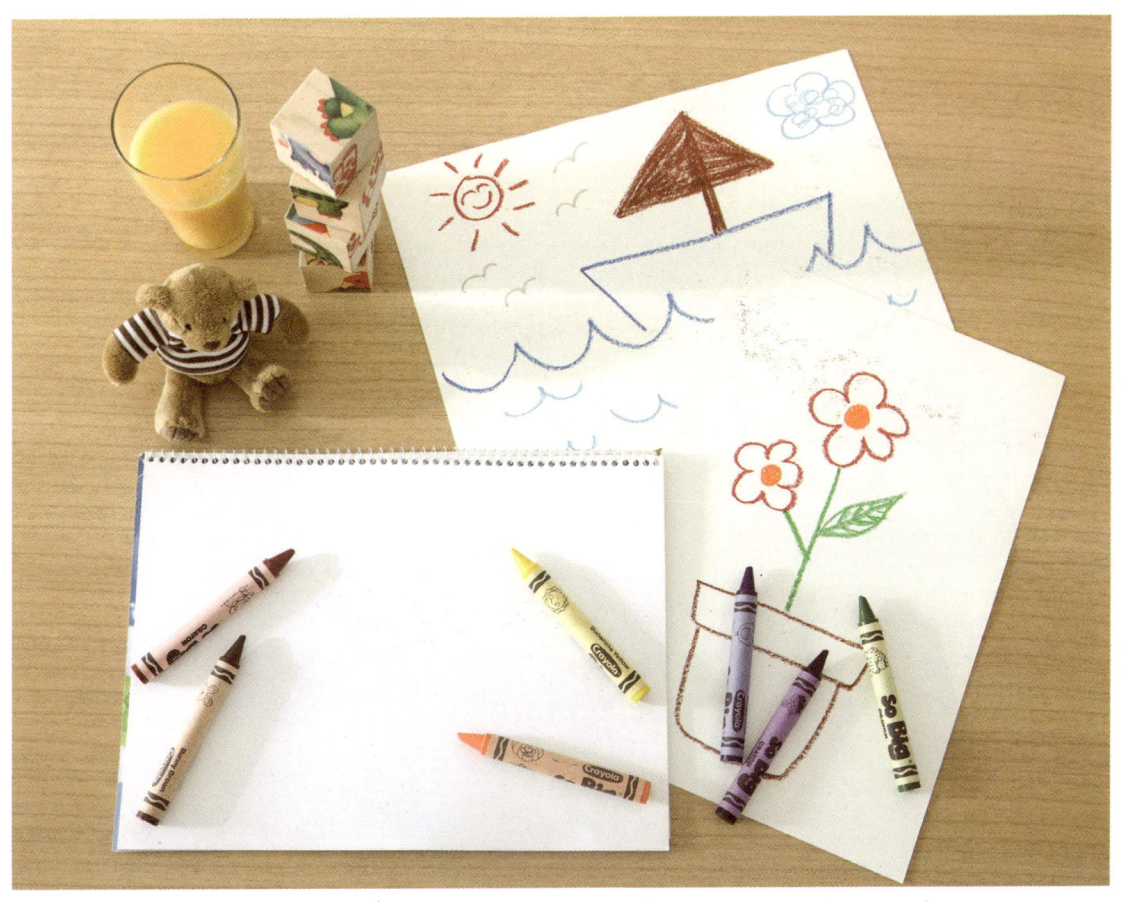

●22~24个月宝宝具有最初的想象力

这个时期的宝宝进入了想象力发展的最初阶段，他会把所有圆形外观的物体都想象成太阳，把各种多边形的物体都说成像花一样。宝宝的抽象思维也有很大的进步，已经能够理解现在和以前、快和慢、来和去等概念，开始喜欢问："为什么呢？"这个时候，妈妈要适时鼓励宝宝的这种想象力和思维，往往天才都是在疑问中产生的。

$$E=mc^2$$

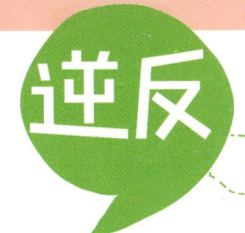

逆反

2岁宝宝进入了"叛逆期"

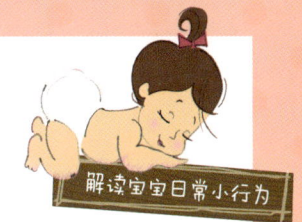

就在妈妈准备给晴晴过2岁生日的时候，晴晴好像突然变了一个人，妈妈说什么，她都要反过来按照自己的想法办。比如她正在玩玩具时，妈妈说："我们去定一个生日蛋糕，回家以后再玩。"她坚决不从，还把玩具扔好远，妈妈妥协说："那再玩一分钟。"她偏说再玩三分钟。以前晚上睡觉都要关灯，现在妈妈说睡觉要关灯了，她就一定要开着灯才行，如果妈妈把灯关了，她就不停地大哭。妈妈觉得女儿简直是胡搅蛮缠，真不知怎么会这样？

通常，宝宝在2岁左右就进入了"否定的年龄段"，也就是进入了反抗的高峰，会产生严重的逆反心理。24个月的宝宝几乎可以像大人一样完整地表达情绪了，他也更多地了解了世界，并对其周围世界比过去又有了一个新的不同看法；同时，宝宝也知道了自己是单独存在的人，也有自己的性格和感情，能够独自处理自己范围以内的事情，所以凡事都想按自己的想法去做。但是由于宝宝还小，神经系统发育得还不完善，自控能力又很弱，生活经验也很少，就会做出一些父母认为不合理的事情，进而父母会与宝宝产生冲突，造成宝宝的逆反心理越发强烈，叛逆行为也越来越激烈。

早教专家通常用"一半大人，一半孩子"来形容这个年龄阶段的宝宝，国外有的专家还把"叛逆的两岁"叫做"第一个青春期"。可见，这种逆反心理和反抗行为并不是坏事，而且还对他们的精神发育有至关重要的作用。父母无力也不应改变这种现象，但是要讲究一点教育艺术，对于正确引导宝宝是十分必要的。

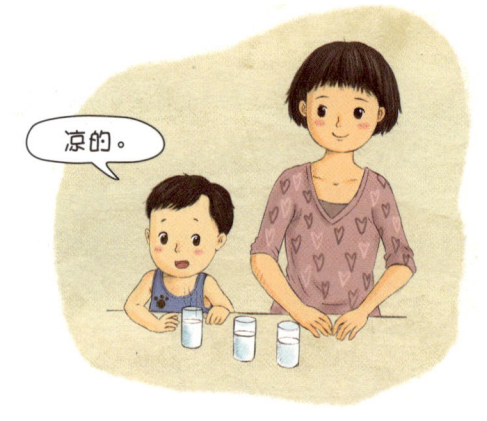

感知学习

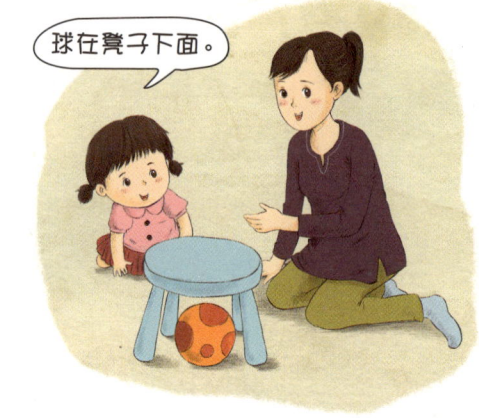

方位学习

健康心理专家培养方案

●22~24个月宝宝认知力发展训练方案：感知学习、方位学习和数球球游戏

感知学习

妈妈准备三杯水，一杯凉水，一杯温水，一杯热水，放置于宝宝面前，让宝宝用小手摸一摸，感觉温度的高低不同。同样道理，妈妈也可以让宝宝体会毛糙和光滑、坚硬和细软的感觉，这个游戏可以发展宝宝的触觉和冷热觉。

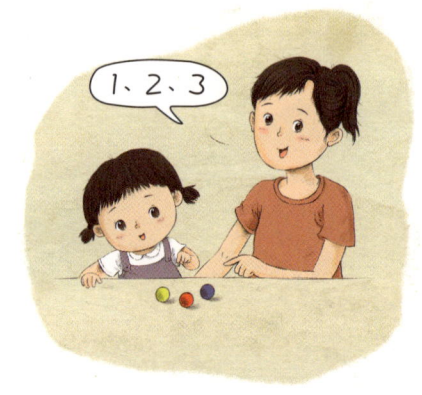

数球球游戏

方位学习

妈妈通过游戏教会宝宝上下、里外、前后等方

位意识。比如，妈妈在游戏时说："球在凳子上、凳子下"，"球在箱子里、在箱子外面"等等。

数球球游戏

将3个颜色不同的台球成排放在宝宝面前，让宝宝从左到右用手一个一个地指着数"1、2、3"，然后，当宝宝数"1"时，妈妈拿起一个球，数"2"时拿起两个球，数"3"时一起拿起三个球，让宝宝认识数是表示物品的多少，理解全部小球加起来是"3"。这个游戏训练宝宝把感性数目逐步抽象成理性数字。

●22~24个月宝宝记忆力发展训练方案：词汇记忆和实物记忆训练

词汇记忆训练

父母在给宝宝讲述较熟悉的故事，或教宝宝念他熟悉的儿歌，或唱他熟悉的歌时，说到一半有意识地停顿下来让宝宝补充。由简到难，开始让宝宝续上单字，以后可逐渐让孩子续上一个词、一句话，这个游戏既可以促进宝宝记忆力的提高，还可发展宝宝的语言能力。

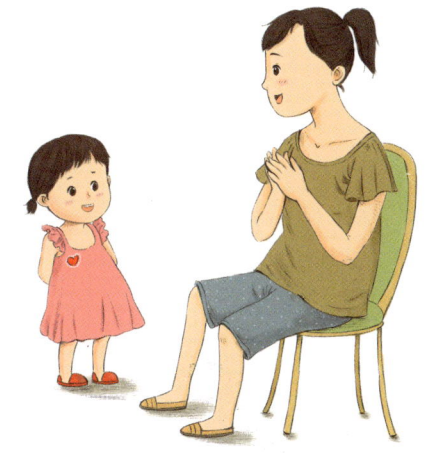

词汇记忆训练

实物记忆训练

妈妈训练宝宝回忆起不在眼前的实物。比如，可以和宝宝共同选一种水果，让宝宝注视妈妈将水果放到盒中，盖上盖子，然后让宝宝说出盒中水果的名称。

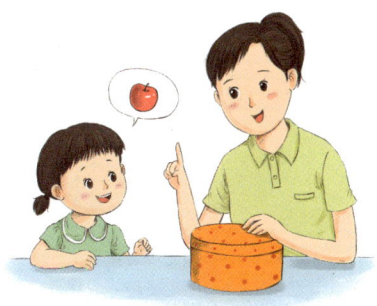

实物记忆训练

● 22~24个月宝宝观察力发展训练方案：读读找找和盖图章游戏

读读找找

妈妈准备一些图片，排列在宝宝面前。妈妈边做动作边引导宝宝一起念简单的儿歌，比如："汪汪汪，汪汪汪，谁在叫妈妈？哦，是……"然后让宝宝在图片中找出小狗。这个游戏不注重训练宝宝掌握多少知识，而是训练宝宝观察到所听的与所看的相似之处。

盖图章游戏

父母准备一张白纸，几个颜色、图案各异的小图章，让宝宝随意在纸上盖着玩。可以一边盖，一边教宝宝仔细观察盖好的图案，每个图案有什么不同，这个游戏可以发展宝宝的观察力。

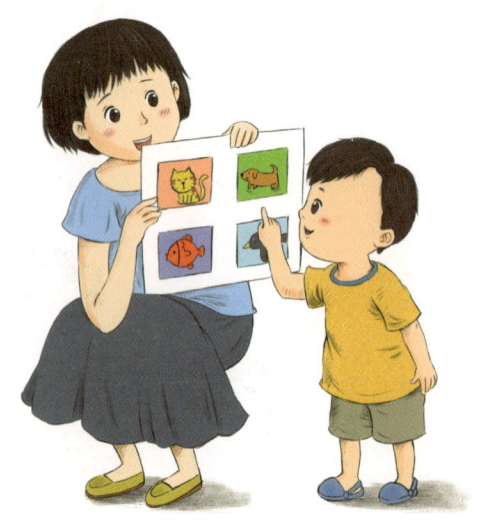

读读找找

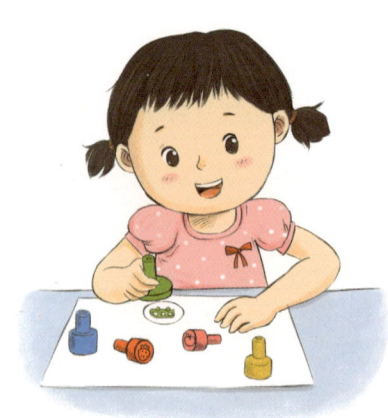

盖图章游戏

● 22~24个月宝宝想象力发展训练方案：画圈配物和想象字母游戏

画圈配物游戏

妈妈让宝宝自己先画圆圈，宝宝会画出各不相同的形状，然后妈妈告诉宝宝在圆的上方画上两片叶子就是苹果；在圆的下方画叶子就是桃子；在一个大圆的上方画一个小圆，在小圆的左边或右边画一个"＜"形，再在大圆的下方画上鸡脚就是一只鸡。这个游戏可以训练宝宝发挥丰富的想象力，不断扩大创作的空间。

想象字母游戏

妈妈在纸上写下一些字母，并指导宝宝运用字母的外形想象其他事物。比如，将大写的"M"当做骆驼，将大写的"B"当做蝴蝶的半边翅膀，让宝宝自由地想象和创造。

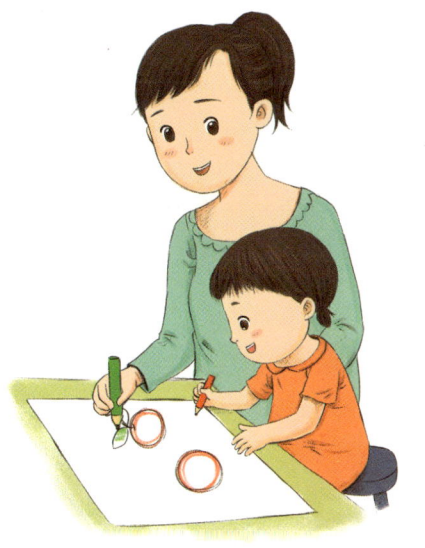

画圈配物游戏

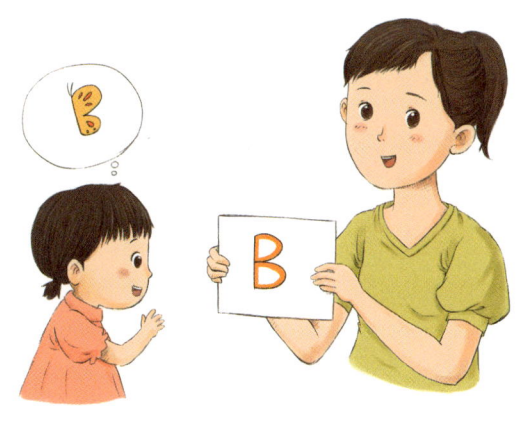

想象字母游戏

●22~24个月宝宝健康心理培养方案：帮助宝宝走向自信宽容

在宝宝2岁左右进入叛逆期后，父母处理方式是否正确会直接影响到宝宝的成长，因此，父母帮助宝宝平稳度过叛逆期非常重要。在这个时期，父母一方面要像对待大人一样，学会去理解和尊重宝宝的需求，另一方面还要学会从宝宝的角度来给予宝宝更多的鼓励和支持，引导宝宝学会通过运用一定的方式方法来解决问题、满足需求。

父母要与宝宝有足够的交流，理解宝宝、尊重宝宝，满足宝宝独立做主的需求。在宝宝开始喜欢跟父母说"不"的时候就是为了要求和大人有一样的平等地位，也是宝宝建立自我和自尊的第一步。当父母看到自己的宝宝由乖巧向淘气转变的时候，在心理上不必过于担忧和烦恼，要保持冷静，意识到这些都是宝宝成长的一个过程。此时父母对宝宝的行动不要轻易加以干涉，要以平等的姿态来征询宝宝的意见，给宝宝留有选择的余地；还要给宝宝比以往更加多的宽容、关爱以及交流，耐心倾听宝宝内心的想法，问问宝宝是怎么想的，为什么要这么做，这样才可以最低限度地降低宝宝对父母的逆反心理和排斥心理。这样做会让宝宝觉得家长尊重他，维护了他的自尊，也就不会轻易跟你说"不"了。

要相信宝宝，满足宝宝独立与渴望保护的需求。宝宝之所以表现出顽强的"反抗性"，其根本原因就是想独立。表面上看起来是在与父母作对，但宝宝的内心仍然需要父母的情感支持和适时的鼓励。父母可以在自己监控下让宝宝独立完成一件事情，并在可能有危害时果断地制止，让宝宝在享受到独立感的同时也享受到了父母对自己的关爱，这样也会减少宝宝反抗情绪的发生。

当宝宝有不合理的要求时，父母可以采取转移注意力或冷处理的方式去缓解，比如可以先不理宝宝，等宝宝情绪稳定下来您再去和他讲道理，或者可以带他去做一件他喜欢的事。

随着年龄的增长，宝宝的逆反心理会渐渐平息下来，反抗行为也会慢慢消除，但是在这个成长的过程中，父母一定不要用打骂、恐吓的方式来对待宝宝，否则只会加重宝宝的逆反心理、延长宝宝的叛逆期，这对宝宝的成长十分不利。

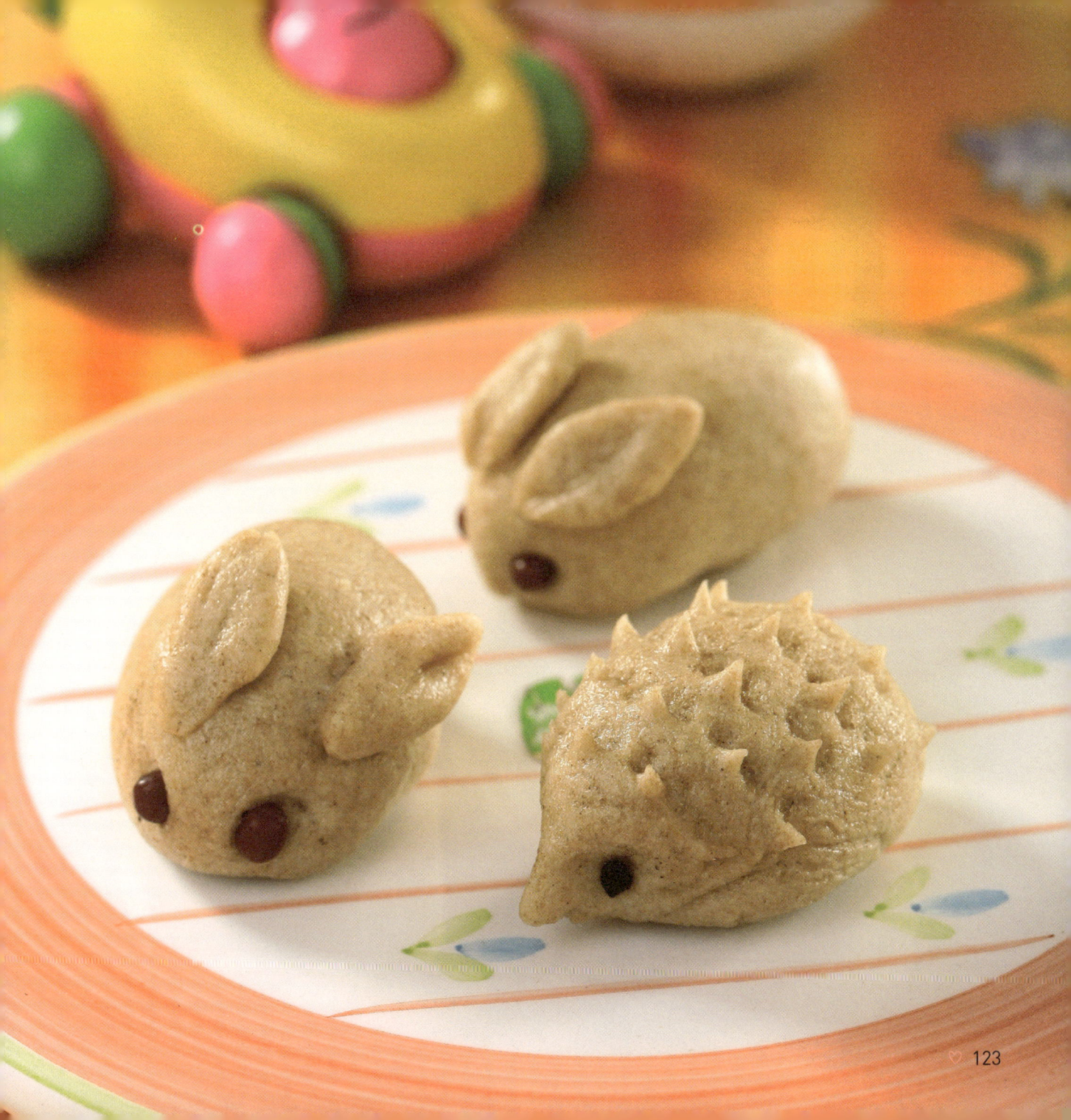

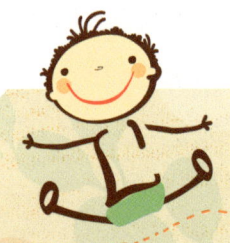

Early childhood

2岁宝宝阶段性早教重点

早教重点一：训练宝宝走、跑、跳的灵活动作

训练运动功能。首先要教宝宝走稳、起步、停步、转弯、蹲下、站起来、向前走、向后退等一系列动作；然后再教宝宝学会跑步、上下台阶、走平衡木、原地跳、钻圈、爬攀登架、自己坐到小凳子上等动作；还要训练宝宝能爬上成人椅子并转身坐下，会扔球、踢球、随音乐跳舞等动作，促使宝宝的身体平衡能力和灵活性进一步发展。

训练手眼协调功能。在生活及游戏中，父母要随时训练宝宝手的精细动作。如玩搭积木、穿珠子、穿扣眼儿、拼板、插棍、串塑料管、捏泥塑等等；此时的宝宝还喜欢画画，要注意教宝宝拿笔的方法；另外，还要尽早训练宝宝左右手的握、捏等动作，促使宝宝的手眼协调功能进一步发展。

早教重点二：教宝宝说话；说完整的句子；回答问题；说明事物

2岁左右是宝宝掌握口语表达的关键年龄段，在这个时期，父母一定要抓住机会加强对宝宝说话的训练。父母在训练宝宝说话时，要注意几个要点：一是要教宝宝正确

development focus

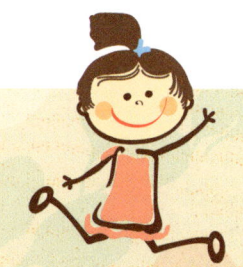

的发音,父母要坚持跟宝宝说普通话,吐字清楚、准确,句子规范、文明;二是父母要尽量教给宝宝更多的词汇,因为词汇越丰富,宝宝语言表达能力就越强;三是要教宝宝说完整的句子,还可以教宝宝学唱儿歌等等。

早教重点三:提高宝宝的认识能力

2岁是宝宝直觉行动思维向形象思维的过渡时期,宝宝能说出自己的年龄,懂得1与许多,认识1个和2个苹果等,数的概念开始萌芽,所以,父母要在宝宝感知觉发展的基础上,加强提高宝宝的认识能力。

父母可以使用以下几个方法:第一,在活动、学习、游戏中,父母要经常提醒宝宝去注意某件事,培养宝宝的注意力;第二,教宝宝一些儿歌、短诗、绕口令等,培养宝宝的记忆力;第三,教会宝宝观察事物的方法,提高宝宝的观察能力,如宝宝吃苹果时,先让宝宝看一看、尝一尝,再与香蕉比一比,加深宝宝对苹果和香蕉的颜色、形状、味道综合的认知。

Part 6

25~30个月
天黑黑，
宝宝恐惧了……

育儿要点
Parenting Points

提供更多的营养素，适当增加粗纤维食品。

鼓励宝宝跑、跳等，使动作更加协调。

鼓励宝宝随意涂鸦、拼插造型、摆弄积木、泥塑手工，促进手眼协调能力。

培养宝宝背儿歌、讲故事，提高语言表达能力。

进一步提高认知能力。

培养宝宝共情能力。

培养宝宝想象力。

让宝宝自己吃饭、洗脸、洗手等，培养独立生活能力。

让宝宝与小伙伴游戏，学习与人交往的能力。

有条件接种计划外疫苗的，推荐给宝宝接种23价肺炎疫苗。

体格发育

CHAPTER 1

2岁以后的宝宝,头围增长速度明显下降,生长曲线趋于平稳,宝宝胸廓的增加,身体各部分的比例也在不断趋于均衡。

 25~30个月宝宝体格发育指标

男宝宝	
身高	84.3~99.1厘米,平均91.7厘米
体重	10.5~15.8千克,平均13.1千克
头围	46.2~51.4厘米,平均48.8厘米
胸围	46.2~54.2厘米,平均50.2厘米
出牙数(30个月末)	20颗

女宝宝	
身高	83.1~97.5厘米,平均90.3厘米
体重	9.9~15.2千克,平均12.6千克
头围	45.3~50.1厘米,平均47.7厘米
胸围	45.1~53.1厘米,平均49.1厘米
出牙数(30个月末)	20颗

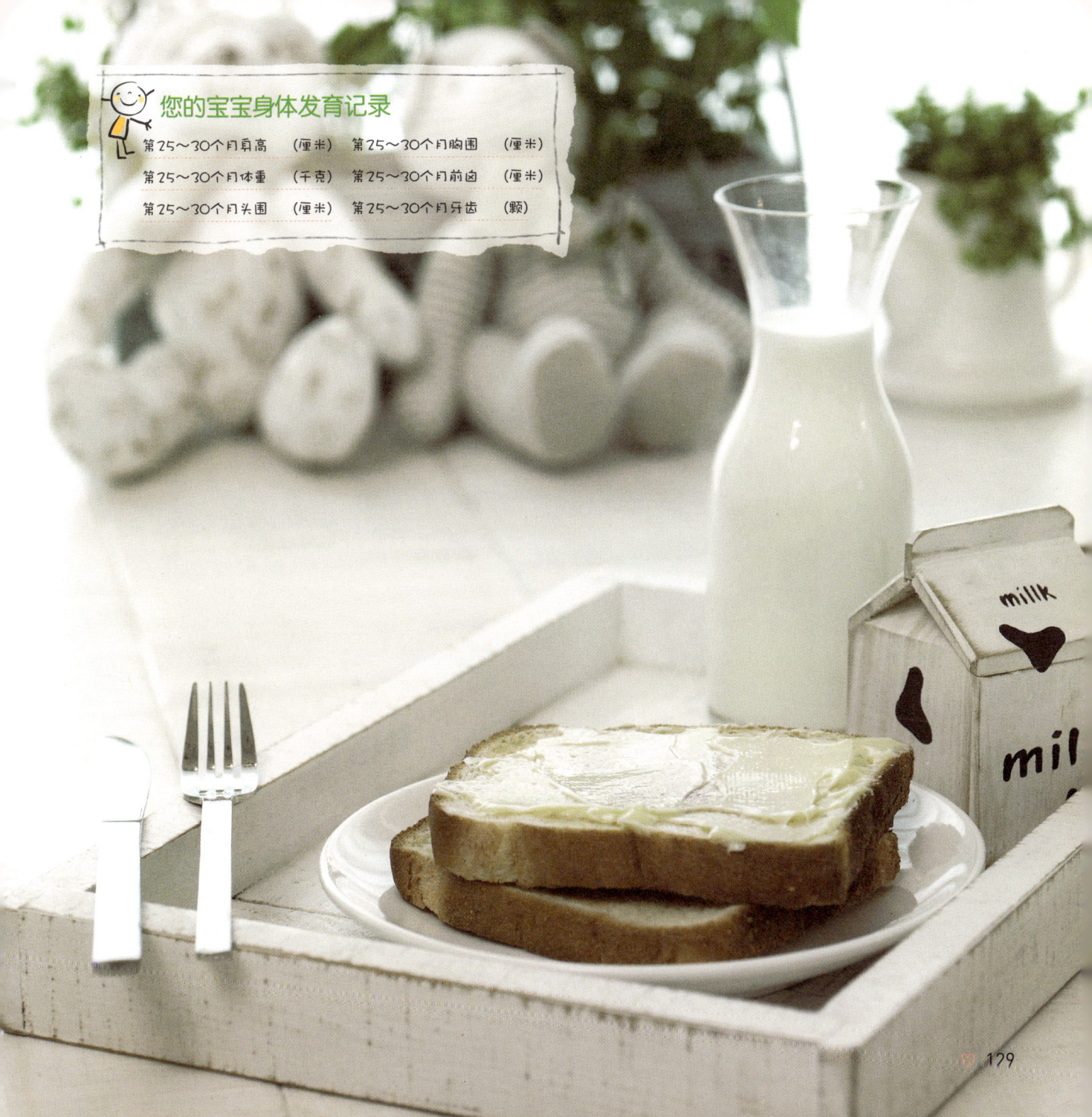

您的宝宝身体发育记录

第25~30个月身高　　（厘米）　　第25~30个月胸围　　（厘米）

第25~30个月体重　　（千克）　　第25~30个月前囟　　（厘米）

第25~30个月头围　　（厘米）　　第25~30个月牙齿　　（颗）

体格发育专家促进方案

● 25~30个月宝宝喂养重点

25~30个月的宝宝骨骼中钙、磷沉积增加，乳牙已出齐，咀嚼和消化能力有了很大的进步，但胃肠功能仍未发育完善。由于生长发育的原因，仍需大量的蛋白质，各种营养素的需要量较高。据统计，30个月宝宝每天所需热量约为5 129千焦，其中蛋白质约40克，钙含量约530毫克。在饮食营养素供给不足时，常易患贫血、缺钙、缺维生素A、缺维生素D，易患佝偻病。

这个时候的宝宝要注意水分摄入，水分摄入可通过牛奶、菜汤、稀饭、水果、水等。宝宝应在上午和午饭间摄入全天水量的一半或一大半，下午5点钟以后尽量少喝水或不喝水，以免晚上尿床。尤其在夏季，宝宝活动量大，汗出得也多，下午可喝些水，但5点以后最好不要喝大量的水或吃西瓜等水果。

● 25~30个月宝宝的饮食安排

25~30个月的宝宝饮食要均衡，要多摄取肉类、鱼类、家禽类和鸡蛋；牛奶和其他奶制品；水果和蔬菜；谷类、大米、面食、马铃薯等。

25~30个月的宝宝要多吃含组氨酸的食物。组氨酸是人体必需的氨基酸之一，对宝宝生长发育极为重要，它能促进宝宝的免疫系统功能尽早完善，强化生理性代谢机能，稳定体内蛋白质的利用节奏，促进机体发育。由于宝

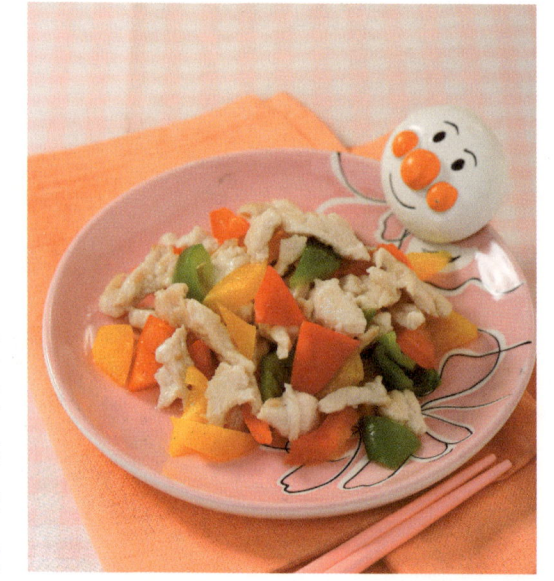

宝代谢速度快，组氨酸消耗量非常大，每日所需组氨酸摄取量要高于成人几倍。因此，要让宝宝多吃黄豆及豆制品、鸭蛋、带皮鸡肉、牛肉、玉米、土豆等富含组氨酸的食物。

25～30个月的宝宝，饭菜要易于咀嚼。这个时候的宝宝乳牙刚出齐，但咀嚼效率还不高，据我国婴幼儿营养专家研究，宝宝6岁时的咀嚼效率才达到成人的40%，10岁时达75%。因此，在制作宝宝膳食及各种肉、菜等时，均要细碎、炖烂。

宝宝每天喂食主餐3顿，添加辅食2次，单独添加配方奶1次。喂食主餐具体时间为：上午8时（同时添加配方奶150毫升）；中午12时；下午6时。添加辅食具体时间为：上午10时；下午3时。添加配方奶具体时间为：晚上9时，添加250毫升。

●25～30个月宝宝饮食注意事项

不要让宝宝饮食过量

父母如果过分溺爱宝宝，无限量地给他吃很多食物，大大超出了宝宝生长发育的需要，就会引起宝宝肥胖。

不要让宝宝饮食不定时

如果一日三餐不定时，只要宝宝想吃就给他吃，造成每天的餐次不等、餐间时间不等，会引起宝宝的消化功能紊乱。

不要让宝宝挑食

不能让宝宝吃饭由着自己的喜好吃，对妈妈准备的食物挑挑拣拣，不是不吃，就是少吃，这样会产生严重挑食和偏食，营养供给得不到满足。

不要食物过咸

过咸的食物会让宝宝尚未发育成熟的肾脏受到过多的损害，引起疾病；因食物过咸造成宝宝饭后大量饮水，还会冲淡胃酸的浓度，影响消化。

智能发育

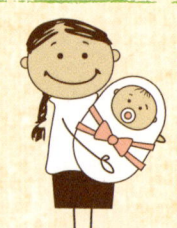

随着大动作的发展，宝宝已经可以穿脱简单的开领衣服，能单脚站立很长时间，但他还是依赖性地拉着你的手走。精细动作也更加细致。

 智能发育测评

大运动

大运动发育水平

- 行走：宝宝已经能独立上、下楼梯，但需要两步上一个台阶。
- 跑步：宝宝跑得较稳，动作较协调。起跑时手的姿势正确，但不能保持到最后，半分钟能跑25～35米。
- 跳跃：宝宝能双足连续向前跳1～2米远。
- 投掷：宝宝能将100克重的沙包扔出1～2.5米远的距离。
- 踢球：宝宝听到踢球的命令，会主动踢球。
- 平衡：宝宝双手侧平举，能走过宽18～20厘米、高18～20厘米、长2米的平衡木，双脚跳下，姿势大部分正确。

大运动能力测评

父母示范用一只脚站立，做"金鸡独立"的动作，鼓励宝宝模仿，观察宝宝的动作。

测试评价

只要宝宝不扶着任何物体，能独脚站立2秒以上，说明宝宝生长发育正常！

精细运动

精细运动发育水平

- 握笔：宝宝握笔姿势较以前正确，会画规则的线条、圆圈等。
- 穿扣：宝宝能熟练地用玻璃丝连续穿过3~5个扣眼，并能拉出线。
- 折纸：宝宝能将纸叠成方形，边角基本整齐。30个月的宝宝能角对角折出三角形。
- 捡豆：宝宝能一粒一粒捡起，每分钟捡20~25粒。

精细运动测评

父母示范用玻璃丝连续穿过3~5个扣子，并用另一只手拉出玻璃丝，鼓励宝宝模仿着做，观察宝宝的反应。（宝宝满30个月时进行测试）

测试评价

宝宝能模仿父母将玻璃丝穿过扣眼，用另一只手将玻璃丝拉出，并达到3个以上，说明宝宝生长发育正常！

适应能力

适应能力发育水平

- 宝宝能用方木搭高9层，模仿"桥"和"火车"。
- 宝宝能模仿父母在纸上画出平行线、交叉线，画的圆较前有进步，比简单的圈要好些。
- 宝宝能把小丸放进瓶子里，每次放入一粒，能连续放入2粒。
- 型板翻转180°，宝宝能立即将3块形状不同的积木放进相应的孔内。
- 宝宝能认出人体的各个部位。

适应能力测评

父母拿出红、黄、蓝、绿四色图片或积木，请宝宝说出每一个积木或每一张图片各是什么颜色。（宝宝满30个月时进行测试）

测试评价

只要宝宝能认出红色，说明宝宝生长发育正常！

语言能力

语言能力发育水平

- 宝宝能说8～10个汉字组成的句子，句中不仅有名词、动词，还可能会有形容词、感叹词。
- 宝宝能说出2～3天前的事。
- 宝宝能正确地用代词"他"来代替宝宝的亲属和小伙伴。
- 宝宝看书或图片，能说出8件物体的名称。
- 宝宝能理解父母的要求并做对一件事。

语言能力测评

父母给宝宝看18张图片，如帽子、雨伞、电话、钥匙、房子、汽车等，然后询问宝宝这些图片的名称。（宝宝满30个月时进行测试）

测试评价

宝宝能准确说出18张图片中的10张图片物体的名称，说明发育正常！

社交能力

社交能力发育水平

- 宝宝听到音乐时，能主动起舞。
- 宝宝能完成提裤子的动作；还能自己伸手套进一只袖子。
- 宝宝会穿鞋、会扣按扣。
- 宝宝能认识常见的蔬菜3种、水果2种，并能说出名称和简单的特点。
- 宝宝认识红色和绿色。
- 宝宝能认识一些自然现象，比如雨天、晴天、雪天。

社交能力测评

父母给宝宝穿上衣的时候，宝宝能自己主动把手伸到一只袖子里面，当穿裤子的时候，宝宝不需要父母的帮助能够自己把裤子提上去。（宝宝满30个月时进行测试）

测试评价

只要宝宝能够主动配合父母穿衣服，说明宝宝生长发育正常！

智能发育专家提高方案

● 25～30个月宝宝大运动能力训练方案：过小桥游戏和捉小鸟游戏

过小桥游戏

找到离地10～15厘米的平衡木，父母可以先扶宝宝在平衡木上来回走几次，使宝宝习惯高处行走，然后父母渐渐放手让宝宝自己在平衡木上走。这个游戏可以练习高空控制，为身体平衡能力打基础。这个游戏中父母要鼓励宝宝展开双臂以协助身体的平衡，并做好保护。

过小桥游戏

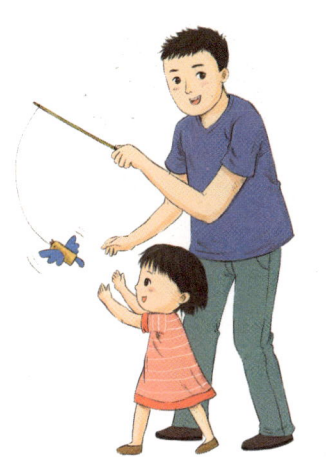

捉小鸟游戏

捉小鸟游戏

爸爸拿一个小棍，一头系一根短绳，绳上吊一个纸做的小鸟，把小鸟凑到宝宝的眼前，说："来抓小鸟，来抓小鸟。"等宝宝就要来抓的时候，立即拿开，引导宝宝跟着爸爸跑动。当然，爸爸得让宝宝抓到几次，以提高他的积极性。这个游戏可以发展宝宝的各种动作和全身运动。

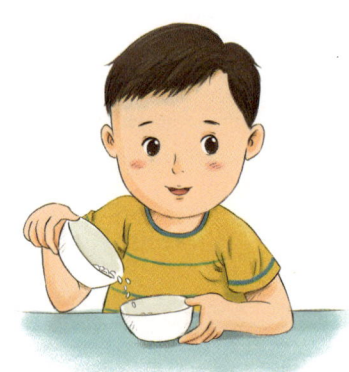
倒米训练

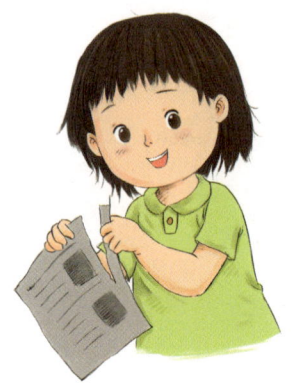
撕面条游戏

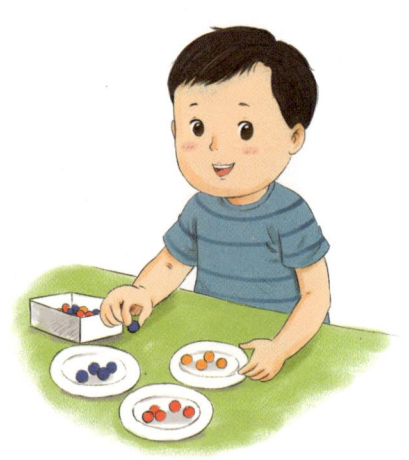
挑彩珠游戏

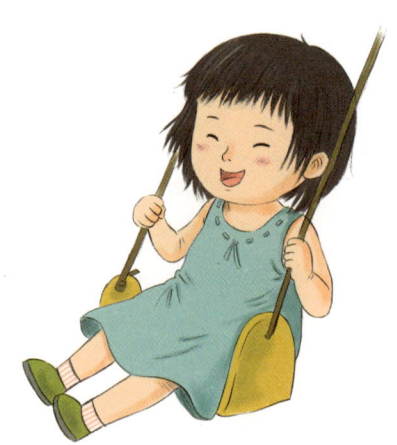
户外游戏

●25~30个月宝宝精细运动能力训练方案：倒米训练和撕面条游戏

倒米训练

妈妈用两个小塑料碗，其中一只放1/3碗大米或黄豆，让宝宝从一只碗倒进另一只碗内，练习至完全不洒出来为止；宝宝掌握了以后，然后再学习用两只碗倒水。

撕面条游戏

父母可以用家中一些废旧的纸，先示范如何撕的动作，然后鼓励宝宝将纸撕成细长条，撕成"面条"。可以先撕一层纸，以后逐步增加几层纸，这个游戏可以锻炼宝宝手指运用的能力。

●25~30个月宝宝适应能力训练方案：挑彩珠游戏和户外游戏

挑彩珠游戏

父母准备一盒彩色珠子，三个盘子，让宝宝先将红色珠子挑出放入一个盘子内，再找出蓝色的放入第二个盘子内，最后找出黄色的彩珠放入第三个盘子内，看看宝宝能否把红色、蓝色和黄色的彩珠都挑出来。此游戏可使宝宝更准确认识颜色，还可以锻炼宝宝有目的地挑选和分类的能力。

户外游戏

多带宝宝去别人家串门、找小朋友一起玩、参加户外活动，尤其是一些体育活动，例如在大蹦床上弹跳、钻管道、荡秋千、攀爬运动等等，不仅能够锻炼宝宝的胆量，还能让宝宝在和小伙伴游戏的过程中进行互动、互相帮助。

●25～30个月宝宝语言能力训练方案：学说完整句和学习分辨声音

学说完整句

妈妈教宝宝学说完整的句子，完整的句子是指包括主语、谓语、宾语的句子，如"宝宝吃饭了"，"妈妈爱宝宝"，"你是个乖宝宝"等；同时，还要教宝宝使用一些简单的形容词，如"绿色的小草"、"蓝色的天空"等。在引导宝宝学习形容词时，一定要先选择简单、形象、生活中常见的物品等，这样在学习语言的同时，也有助于宝宝认知能力的形成。

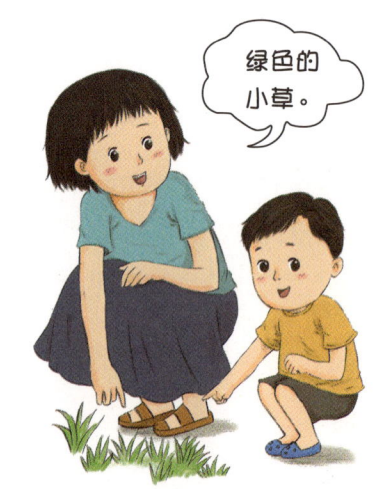

学说完整句

学习分辨声音

父母要随时随地引导宝宝分辨身边的声音，如鸟儿叫声、电话声、汽车声、不同人的说话声等。在听到这些声音时，就问宝宝这是什么声音，如果宝宝答不出来，就告诉他，并指给他看发出声音的物体，还要诱导宝宝分辨身边人的声音，如爷爷的声音、小姨的声音等。

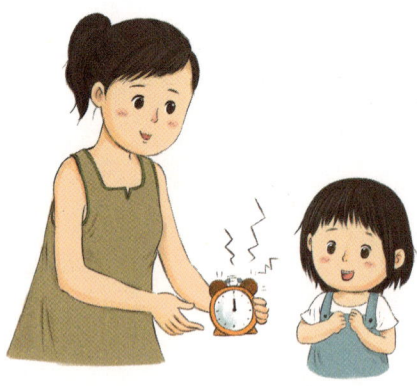

学习分辨声音

●25～30个月宝宝社交能力训练方案：学习购物和学会等待

学习购物

妈妈带宝宝一起去商店买东西，一边买一边给宝宝讲述所购物品的用途，如盐、肉、水果等的名称和用途，让宝宝摸、闻以及拿好买到的东西。付款时，让宝宝主动把东西递给收银员，增加与别人打交道的机会。

学习购物

学会等待

妈妈要培养宝宝独自玩，并让他知道"等待"。例如说："宝宝自己玩会儿小汽车，妈妈给宝宝热牛奶，然后再跟你一块玩游戏。"让宝宝逐渐学会等待，并且懂得在生活中耐心等待和排队。比如，游乐园里坐飞机需要排队买票、上电梯也需要排队等候等等。

学会等待

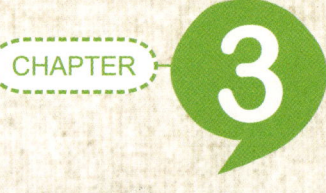

心理发育

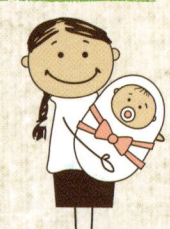

宝宝的思维方式仍明显地带着行动性，思维与行动密切联系。与周围人有广泛复杂的交往，促进了情绪和情感的发展，出现高级情思的萌芽。

宝宝日常行为和心理

●25～30个月宝宝情感丰富复杂

25～30个月的宝宝已有了快乐、兴高采烈、爱成人、爱小孩、害怕、厌恶、发怒、苦恼、妒忌等情感表现，宝宝的情感更加丰富并且复杂了。虽然宝宝的情感有了发展，但是还没有高级的情感，比如"共情"。

所谓"共情"就是指设身处地地为他人着想，站在别人的立场上理解别人的感受。"共情"是一种积极的能力，是人们内心世界相互沟通的桥梁。宝宝只有具有"共情"能力，才能理解他人的感情，学会尊重他人、关心他人。具备"共情"能力，不仅有助于宝宝以后建立健康的人际关系，还能让宝宝形成合作、善解人意、尊重他人等人格品质。因此，要成为一个优秀的宝宝，"共情"这一能力是必不可少的。"共情"能力不是与生俱来的，需要在生活中慢慢培养，"共情"能力的发展贯穿人的一生，父母只有注重培养宝宝的这一能力，才能为宝宝以后的发展奠定坚实的基础。

●25～30个月宝宝进入"有意记忆"时期

25～30个月的宝宝的记忆已处于有意记忆时期，爸爸妈妈交代的简单事情或简短的儿歌,他已经能够记住了。有时几天前经历的游戏或事情,宝宝也能大致的复述出来,父母经常让宝宝复述一些几天前发生的事,不仅能促进宝宝的记忆发展,而且还能发展宝宝语言的表达能力。

●25~30个月宝宝行为仍然处于模仿阶段

这个阶段的宝宝大部分的时间是用来模仿其他人行为方式和活动,模仿和假装是本阶段最好的游戏。例如:宝宝哄玩具娃娃吃、睡和玩,他用的词和说话的口气完全和妈妈相仿,而且模仿得很到位。

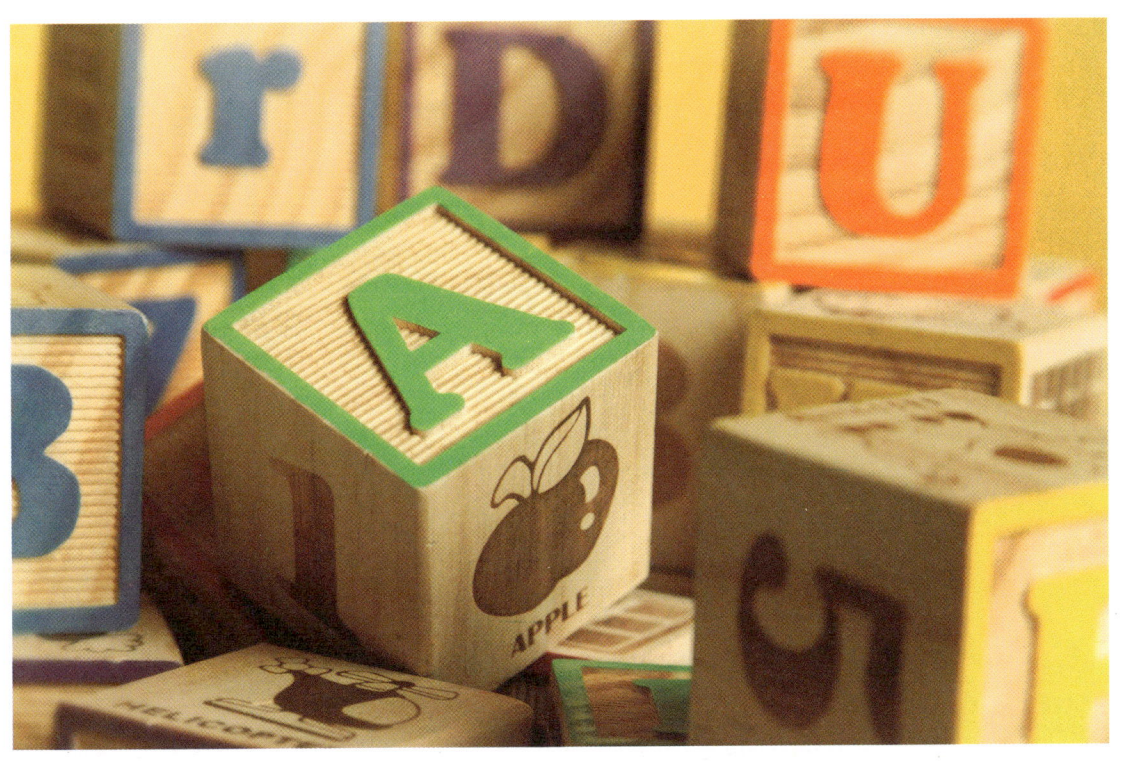

怕黑

2岁以后宝宝具有"恐惧心理"

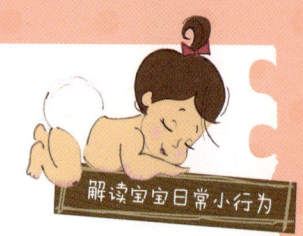

霖霖是个敏感的小姑娘，已经2岁多了。前几天霖霖妈妈给霖霖讲了《小红帽》的故事，这几天，每次霖霖妈妈去厨房做饭或者外出购物，霖霖都黏着妈妈不让妈妈去。尤其是到了晚上，天一暗，霖霖都说害怕黑，还不让开门，甚至睡觉时都要开着灯。宝宝为什么会这样？难道就是因为听了一个故事吗？霖霖妈妈有点想不明白……

霖霖这样的表现实际上是恐惧的情绪在影响着她，这与霖霖妈妈给她讲的故事有一定的关系，但不是绝对的原因。

其实，宝宝生下来就有一种本能的、反射性的恐惧，例如：突然的降落、疼痛或大声的刺激都可以引起宝宝的恐惧。随着宝宝的发育以及记忆的产生，以往的任何不愉快的经历都可以引起宝宝产生恐惧，尤其是宝宝2岁以后，随着想象力和推理思维的发展，宝宝开始对黑暗、动物、独处和想象中的东西产生恐惧。

一般来说，很多2岁以后的宝宝都表现出"怕黑"的恐惧心理：天一黑就不敢出门玩，不敢进没开灯的房间，不能关灯睡觉。这与他们的知识和生活经验欠缺有关，因为宝宝不知道黑暗中的世界是什么样的，于是就按照自己的认识来理解黑暗，由此产生害怕与恐惧；也有一些宝宝是因为在黑暗中受到过某种意外的惊吓，这时黑暗就形成了一个条件刺激，以后他们再进入黑暗的环境时，就会触景生情，产生恐惧的条件反射。

但是，恐惧是一种消极的情绪，当宝宝处于恐惧的状态时，思维会受到抑制，这在很大的程度上影响着宝宝的认知和活动，造成宝宝退缩和逃避。如果宝宝长期经受恐惧，会严重影响宝宝个性的形成。

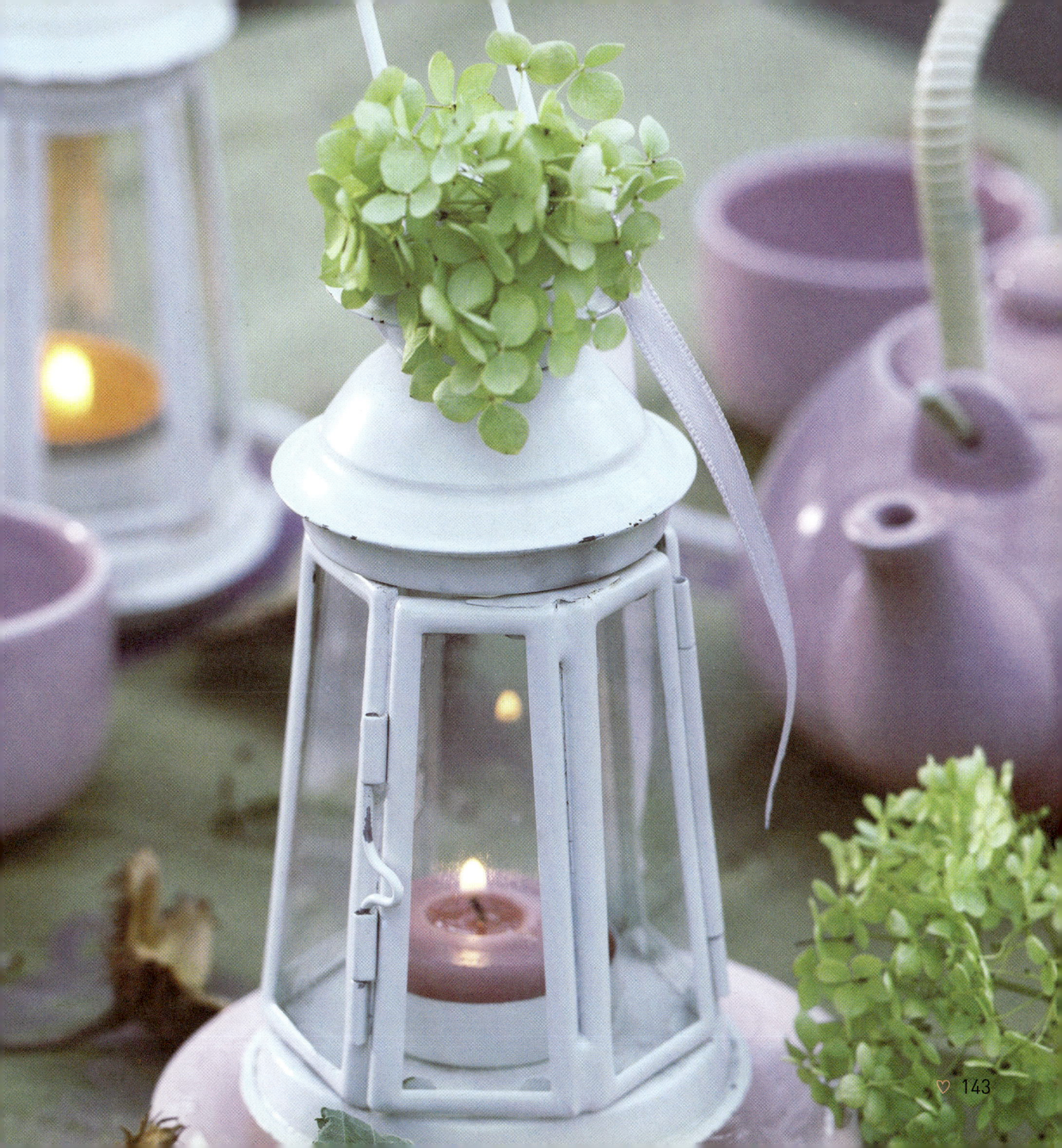

143

健康心理专家培养方案

● 25~30个月宝宝认知力发展训练方案：学数学和识性别

学数学

父母首先要准备不同的小物品，如纽扣、珠子、积木块、瓶盖、塑料球等，让宝宝动手摸、用眼看、张口讲，通过多种感官的参与，比较、认识物品的数量和大小；同时还可配合数数，如读1的时候拿给宝宝一个物品。父母通过有目的地引导宝宝去了解一些数学概念，让宝宝在实际比较中认识到大小、数量等，提高认知能力。

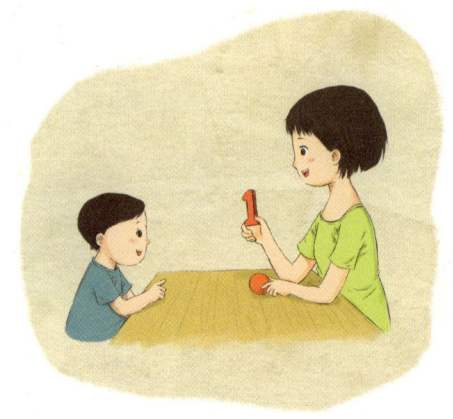

学数学

识性别

父母可以结合宝宝身边的人帮助宝宝认识性别，可以通过图片中的人物问"谁是哥哥？""谁是姐姐？"，来教宝宝识别性别。

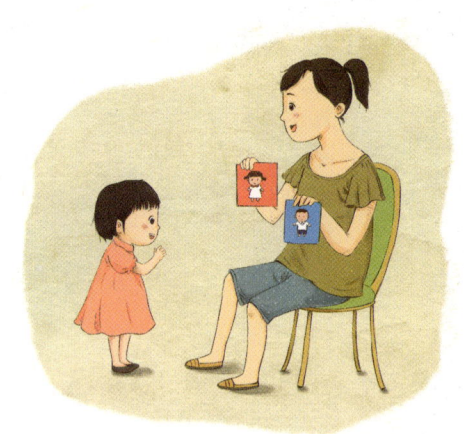

识性别

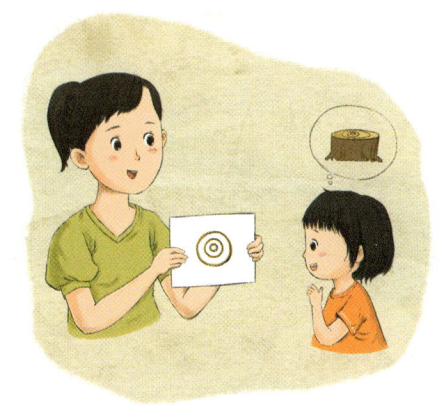

画点猜想

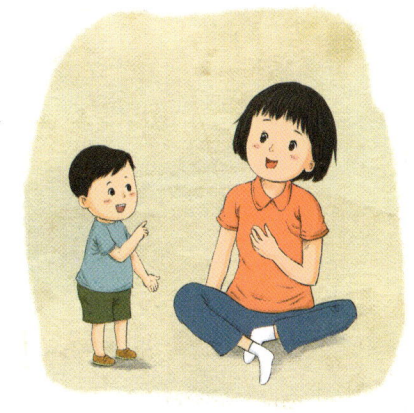

想象结局

●25~30个月宝宝想象力发展训练方案：画点猜想和想象结局

画点猜想

父母可以在白纸或黑板上画一个点，让宝宝想象这是什么，宝宝会想象这是一只苍蝇、一粒瓜子、一个斑点；再在纸上画三个同心圆，让宝宝想象这是什么，宝宝会想象这是树木的年轮、是镜片上的圈纹、是水波，或是三条跑道等。

想象结局

父母经常给宝宝讲一些科幻故事、童话、神话、寓言,并且在给宝宝讲故事时,不要讲结尾,让宝宝自己去想象故事的结局。科幻故事、童话、神话、寓言都是想象的成果,它们会对宝宝产生潜移默化的影响,使宝宝体验到想象的乐趣,激发想象的冲动,这样有助于宝宝想象力的提高。

● **25～30个月宝宝共情能力发展训练方案:亲子阅读和角色扮演**

亲子阅读

父母和宝宝共同阅读故事书,在阅读过程中帮助宝宝理解故事人物的心理活动,体会他们的感受。父母可以有意设计一些问题,效果会更明显。例如可以根据《卖火柴的小女孩》,向宝宝提问:"卖火柴的小女孩没有妈妈的陪伴是不是很可怜?""火柴会给小女孩带来温暖,你会为月亮做什么呢?"父母要鼓励宝宝自由表达自己的想法,在思考问题的过程中学会共情。

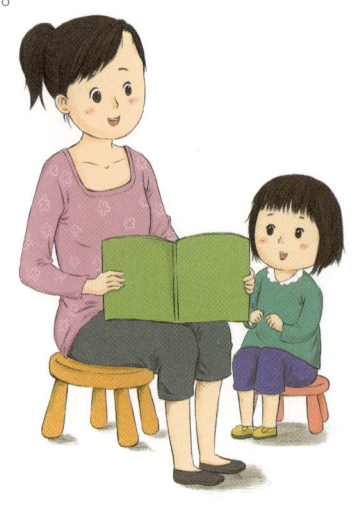

亲子阅读

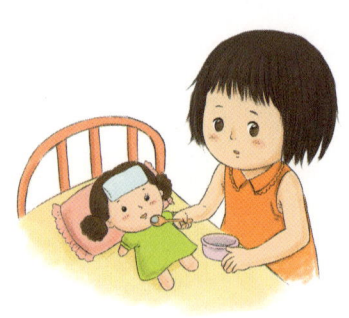

角色扮演

角色扮演

比如在玩过家家时，妈妈可以问宝宝："娃娃生病了，她好难受啊！你生病的时候妈妈是怎么做的呢？让我们一起来照顾她吧！"宝宝通过角色扮演就能够了解各种人物的想法，设身处地地为别人着想。因此，通过创造游戏的情景，可以培养宝宝的共情能力。

●25～30个月宝宝健康心理培养方案：给宝宝一颗勇敢的心

宝宝产生恐惧思想是正常的，关键是当宝宝体验到恐惧、感到害怕时，父母应该怎么做？曾有专家说："对待孩子有三种表达爱的方式：提供安全感，帮助孩子合理地达成心愿，运用爱的语言。"在这三种方式中，提供安全感是首要的。这就是说，父母不仅要了解和理解宝宝内心的恐惧，还要帮助宝宝打造自己心中的"安全圣地"。

首先，父母不可以批评宝宝"胆小"。当宝宝已经感到紧张和害怕时，父母批评宝宝"胆小"就等于在告诉他：以后遇到事情不知该怎么办时，就是胆小！

其次，父母要给予恐惧中的宝宝以保护。2～3岁的宝宝在心理上正处于建立信任和委托感的阶段，在此阶段中，宝宝受到惊吓时，父母给予他保护是唯一正确的做法。父母不可以让宝宝一个人待在引起恐惧的环境里，比如黑屋子；宝宝晚上独自面对黑暗睡觉时，父母要温柔地在睡前陪伴宝宝一会儿，并告诉宝宝："爸爸妈妈的门始终是敞开的。"

最后，丰富黑暗的概念，帮助宝宝提高认知。在宝宝心中，黑暗代表的就是潜在的危险，父母平时可以和宝宝一起设计一些黑暗中的小游戏，如吹灭生日蜡烛会得到礼物，在黑暗中玩手电筒、荧光棒等，让宝宝觉得黑暗除了令人恐惧之外，还意味着惊喜、奇妙、探索等意义，渐渐消除对黑暗的恐惧。

只要父母处理得当，可以不断帮助宝宝面对恐惧，宝宝幼小的心灵也会在不断克服恐惧的过程中慢慢成长；反之，如果父母对宝宝的恐惧漠不关心或者过度保护，则会使他的心灵在某一点上停滞不前，不利于宝宝良好的个性发展，给日后的成长投下阴影。

Part 7

31~36个月
"长鼻子宝宝"
——宝宝说谎了

育儿要点
Parenting Points

保证宝宝每天所需的各种营养素。

鼓励宝宝户外活动，多参加较复杂的运动游戏。

加强训练宝宝独走和跑的动作。

训练宝宝接球、踢球、攀登等，提高动作协调性。

教宝宝学用剪刀，发展手的精细动作。

鼓励提问，激发回答，提高语言表达能力。

通过游戏，培养宝宝的意志力。

发现宝宝的兴趣和个性，因势利导。

加强宝宝生活自理能力的培养，避免父母包办代替。

提前做好入托心理准备，以免宝宝入托后不适应。

给3岁宝宝接种流行性脑髓膜炎疫苗（加强针）。

体格发育

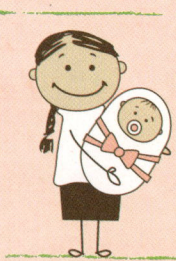

到3岁时,宝宝脑重已接近成人脑重的范围,以后发育速度就变慢了。宝宝身体已经非常结实,对疾病的抵抗能力也有了很大程度的提高。

31～36个月宝宝体格发育指标

男宝宝	
身高	87.7～102.5厘米,平均95.1厘米
体重	10.9～17.0千克,平均14.0千克
头围	46.5～51.7厘米,平均49.1厘米
胸围	46.7～55.1厘米,平均50.9厘米
出牙数(36个月末)	20颗

女宝宝	
身高	86.8～101.6厘米,平均94.2厘米
体重	10.6～16.3千克,平均13.4千克
头围	45.7～50.5厘米,平均48.1厘米
胸围	45.8～53.8厘米,平均49.8厘米
出牙数(36个月末)	20颗

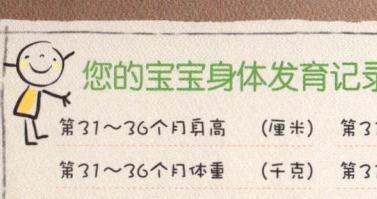

您的宝宝身体发育记录

第31~36个月身高　　（厘米）　　第31~36个月胸围　　（厘米）

第31~36个月体重　　（千克）　　第31~36个月前囟　　（厘米）

第31~36个月头围　　（厘米）　　第31~36个月牙齿　　（颗）

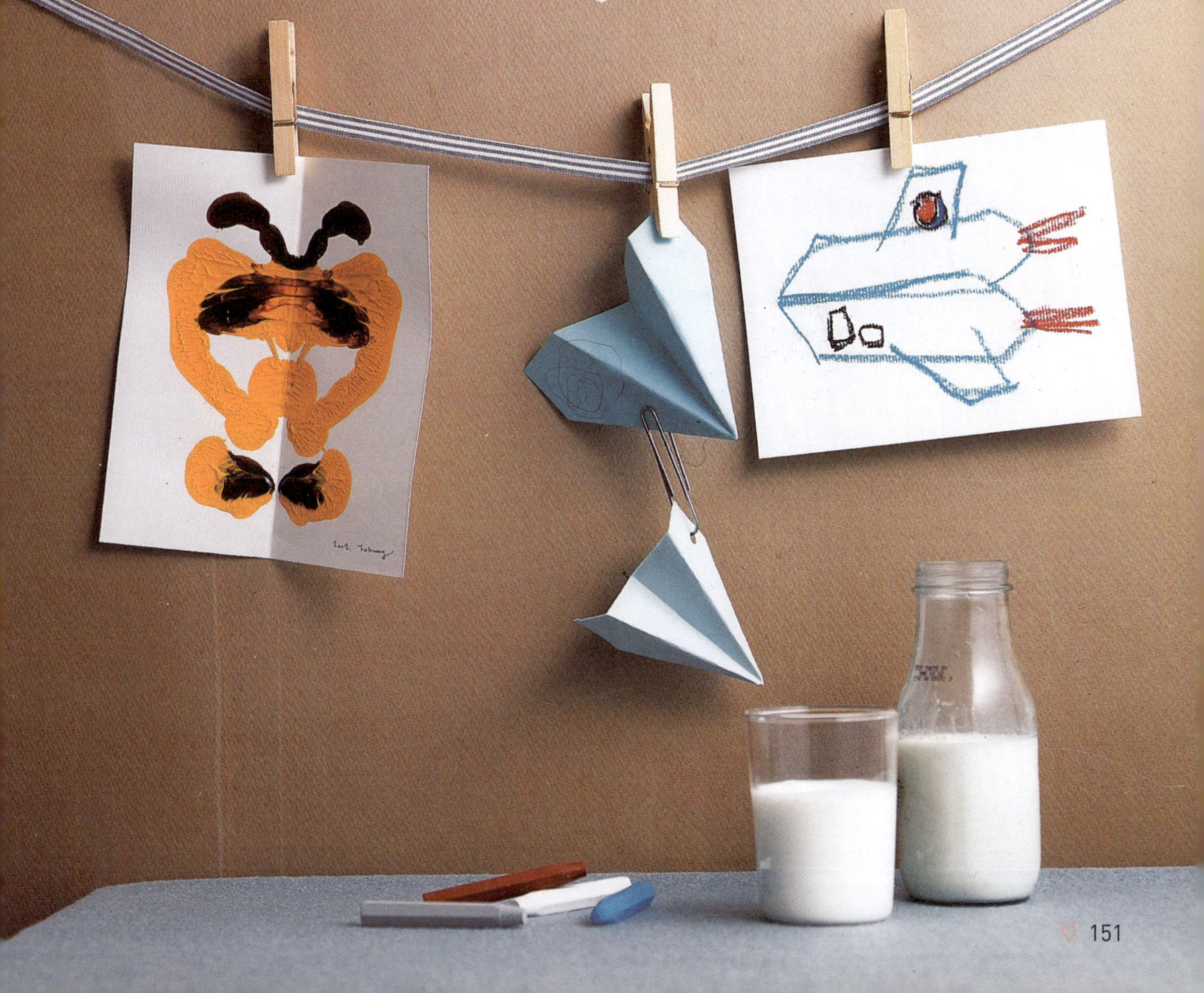

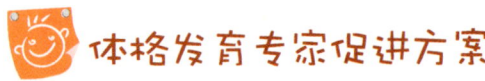 **体格发育专家促进方案**

● **31~36个月宝宝喂养重点**

要想使31~36个月的宝宝身体健康、大脑发育良好,就必须让宝宝摄取比较全面的营养。总的原则是注意荤素平衡,干稀交替,米面粗细粮搭配。这个时期的宝宝每天主食量100~200克,豆制品15~20克,肉类、鸡蛋各50~75克,蔬菜100~150克,奶粉250~500克,水果适量。

为了让宝宝营养均衡,食材要丰富,烹调的时候仍应以细软为主;蔬菜切得细碎些,肉类切成细丝、丁块、薄片,不宜给宝宝多食用油腻、油炸等难以消化的食物;忌吃刺激性食物;少吃零食;讲究饭菜的色香味,同时注意宝宝的菜不可太咸。

31~36个月宝宝活动量越来越大,宝宝很快饥饿,但为了避免超重,可以在饮食中多进食一些热量低、易饱感的蔬菜和水果。

宝宝快3岁时,会用勺子和叉子,能自己吃饭且很少将食物从碗中溅出。但3岁宝宝的吞咽功能和咀嚼功能仍不够完善,还在学习有效的吞咽和咀嚼。因此,边吃边玩时仍可能呛食,严重的还会吞咽整块食物,以至于阻塞气管,发生窒息的危险。建议吃饭时间收起所有的玩具,并关掉电视,让宝宝的注意力集中在吃饭上。在宝宝吃得很好的时候,父母要及时鼓励他。

● **31~36个月宝宝的饮食安排**

31~36个月的宝宝需要各种各样的营养,尤其需要蛋白质、脂肪、维生素、矿物质等,尽量让宝宝食用不同种类的食物,让他从食物中吸收全面的营养。如果宝宝挑食的话,爸爸妈妈就要给他有针对性地补充维生素或铁、钙等营养素。

31～36个月的宝宝主食常为米粥、麦糊、软饭、挂面、面包、馒头、包子、饺子、馄饨以及牛奶、豆浆等。多数宝宝喜欢吃面食、米、麦片、小米、玉米、薯类。父母要注意，这些食品应轮流交替食用，辅食以菜、肉搭配。

31～36个月的宝宝要多食用豆腐、干丝、豆腐皮、素鸡等豆制品和虾皮、紫菜、海带等含铁、锌、钙的海产品。

31～36个月的宝宝还要多食用绿色蔬菜以补充叶酸。叶酸有助于促进宝宝脑细胞生长及组织细胞发育，并有提高智力的作用。

31～36个月的宝宝可以通过食用豆类、动物肝脏、鱼类、家禽类食物来获取生长发育必需的核苷酸。核苷酸对宝宝的成长发育是十分重要的，核苷酸是所有细胞活动的基本成分，它可以有助于宝宝脑部的发育和细胞的健康，能增加宝宝的免疫能力，提高宝宝的抵抗力，减少患病的机会。

宝宝每天喂食主餐3顿，添加辅食2次，单独添加配方奶1次。喂食主餐具体时间为：上午8时（同时添加配方奶150毫升）；中午12时；下午6时。添加辅食具体时间为：上午10时；下午3时。添加配方奶具体时间为：晚上9时，添加250毫升。

●31～36个月宝宝饮食注意事项

不要让宝宝吃零食过量

随时给宝宝吃零食，会加重宝宝胃肠负担，使胃肠要不停地分泌消化液，容易引起宝宝消化不良症。

不要让宝宝服食保健品

对于挑食的宝宝，父母有时会给宝宝服食一些保健品来补充他所缺乏的微量元素，其实只要宝宝平时的饮食做到粗细粮结合、荤素搭配，就不需要另外补充保健品。

智能发育

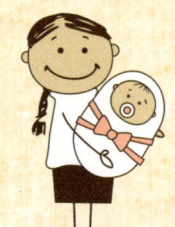

宝宝能够单独一个人睡觉，并且习惯了睡觉、上厕所、刷牙等作息时间。虽然许多事情仍然还是做得不太好，但已经基本能够自理了。

智能发育测评

大运动

大运动发育水平

- 行走：宝宝能双脚交替上下楼梯。
- 跑步：宝宝半分钟能跑35～40米。还会在快跑中突然停下转向另一个方向跑。
- 跳跃：宝宝能双足连续向前跳3～4米远，原地双脚跳10～20次，能从20厘米高处跳下。
- 攀登：宝宝手脚配合，上下灵活地能翻过高130厘米的攀登架。
- 脚踢：宝宝已会踢球，并能控制球的方向。
- 平衡：宝宝双手侧平举，能平稳地走过宽18～20厘米、高18～20厘米、长2米的平衡木。

大运动能力测评

鼓励宝宝模仿父母双脚交替在原地跳。（宝宝满36个月时进行测试）

测试评价

宝宝能双脚交替跳起，跳起高度在5厘米以上，说明宝宝生长发育正常！

精细运动

精细运动发育水平

- 握笔：宝宝握笔姿势正确，懂得用左手扶纸，会模仿画"气球""雨丝""栅栏"等。
- 折纸：宝宝能将纸折出三角形、正方形、长方形和"小折扇""风琴"等。
- 搭积木：宝宝能用积木摆搭出桥、汽车、滑梯等。
- 穿脱衣服：宝宝会自己穿、脱衣服、鞋、袜和裤子。

精细运动测评

父母示范用一张长方形的白纸，横竖各对折一次，让宝宝模仿，观察宝宝的反应。（宝宝满36个月时进行测试）

测试评价

只要宝宝折出的纸基本为长方形，说明宝宝生长发育正常！

适应能力

适应能力发育水平

- 宝宝能用方木搭高10层，模仿"桥""火车"和"滑梯"。
- 宝宝能说出自己画的图画的名称，但画得不一定像。
- 宝宝懂得"累了""饿了""冷了"的意思，还能给出答案。
- 父母速度缓慢地说出："6—2—5，7—4—3，8—9—1"，让宝宝重复，宝宝说3次能说对1次。
- 宝宝能认出图画本中残缺人缺少的身体部位，并能把所缺部位补画上。

适应能力测评

父母拿出2块方木，问宝宝一共是几块方木，观察宝宝的反应。（宝宝满36个月时进行测试）

测试评价

只要宝宝能正确回答出2块，说明宝宝生长发育正常！

语言能力

语言能力发育水平

- 宝宝能集中注意力10~15分钟,能用简单的句子表达自己的意思。
- 宝宝会唱4~5首儿歌,每首歌6~8句,每句6~7个字。
- 宝宝能说7~8个字组成的句子,用字总数达1 000个左右。
- 宝宝能说出自己的性别,能回答"我是男孩"或"我是女孩"。

语言能力测评

父母问宝宝"冷了怎么办""累了怎么办""饿了怎么办"等问题,听宝宝怎么回答。(宝宝满36个月时进行测试)

测试评价

宝宝能按照问题的顺序,回答出"穿衣服""休息一会儿""吃饭"等答案,说明宝宝生长发育正常!

社交能力

社交能力发育水平

- 宝宝认识家庭成员,知道父母的名字。
- 宝宝认识交通工具,如火车、汽车、轮船、飞机、自行车等,并能说出它们的名称和用途。
- 宝宝能区分上、下、前、后。
- 宝宝认识工人、农民、解放军,并且知道他们各自承担的事务。
- 宝宝能认识刮风、下雪、打雷、下雨等自然现象;能认识常见的蔬菜3种、水果3种,并能说出名称和简单的特点。

社交能力测评

父母把宝宝的上衣纽扣解开,鼓励宝宝自己扣上,观察宝宝的反应。

测试评价

只要宝宝能自己扣上上衣的一个纽扣,说明宝宝生长发育正常!

递减爬坡游戏

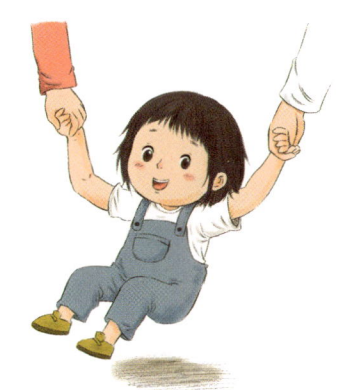

荡秋千游戏

智能发育专家提高方案

●31~36个月宝宝大运动能力训练方案：递减爬坡游戏和荡秋千游戏

递减爬坡游戏

父母把宝宝带到有一定坡度的草地上，让他手脚着地，依次向上爬10步，向下爬9步，然后再向上爬8步，向下爬7步……直至0为止。在爬的时候，可别忘了要求孩子每爬一步都要数"1、2、3……"（向上爬和向下爬时的计数，都以单脚一步为准）。这个游戏不仅可以提高宝宝手脚协调用力的技能，还可以让宝宝练习数数，并发展语言表达能力。

荡秋千游戏

爸爸妈妈分别抓住宝宝的一只手，一边走一边说："一二三，提起来！"宝宝被爸爸妈妈提了起来。因为爸爸妈妈走路的时候有一个惯性，所以宝宝的身体会"荡"起来。只要爸爸妈妈有力气，就可以前后"荡秋千"，如果妈妈手臂力量不够的话，也可以双手用力。这个游戏可以训练宝宝身体平衡和协调能力。

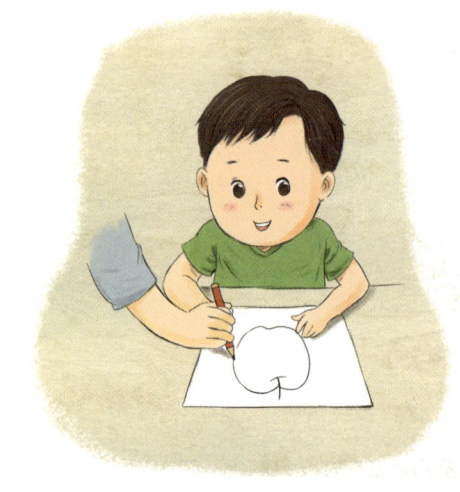
连线成图

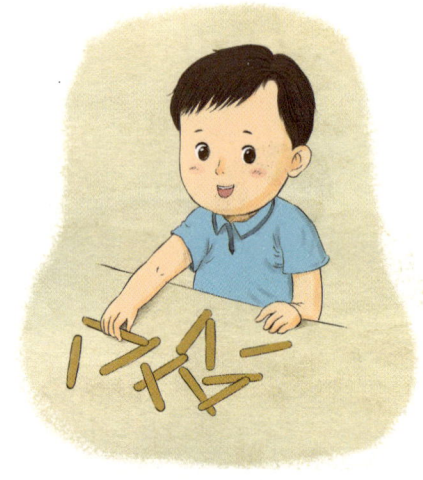
游戏棒

● 31~36个月宝宝精细运动能力训练方案：连线成图和游戏棒

连线成图

妈妈准备几张白纸。妈妈先用虚线画出苹果、气球等的轮廓，然后教宝宝握住画笔或铅笔，把虚线连成实线，看看连出来的是什么，这可以锻炼宝宝的握笔能力。随着宝宝能力的增强，可以逐渐让他描画比较复杂的轮廓。

游戏棒

妈妈准备一盒游戏棒。妈妈先握住一把游戏棒直立在桌子上，然后松开手让游戏棒自由倒下，用手轻轻地一根一根地拿起游戏棒，不要碰到其他的棒子。让宝宝模仿妈妈的样子，自己握住游戏棒松开。妈妈可以要求宝宝一边拿游戏棒，一边说出游戏棒的颜色。每当宝宝成功拿起一根游戏棒时，妈妈要及时给予鼓励。这个游戏培养宝宝手的精细动作和对颜色的识别能力。

●31~36个月宝宝适应能力训练方案：学数数、辨方位和认时间

学数数

妈妈带领宝宝背数。开始时，妈妈可以一边手数着苹果一边教宝宝点数字，先从1数到10。反复练习后，不再数苹果，直接背数字从1背到10，再从10倒背到1。宝宝会背1到10后，就很容易背到20了。妈妈还可以经常问宝宝"三轮车有几个轮子？""自行车有几个轮子？"训练宝宝的数数能力。

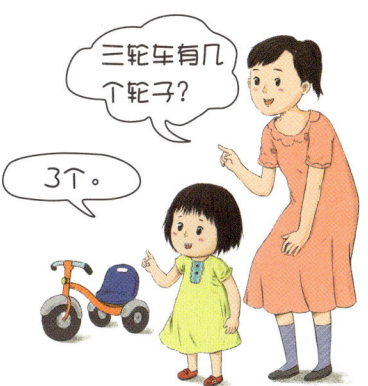

学数数

辨方位

父母可以带宝宝散步学方向，沿路走时，父母可以对宝宝说："前面是……""我们的后面是……""桥的下面是……""屋顶的上面是……""爸爸的左边是……""宝宝的右边是……"还可以和宝宝说，我们该左转或右转，等等。

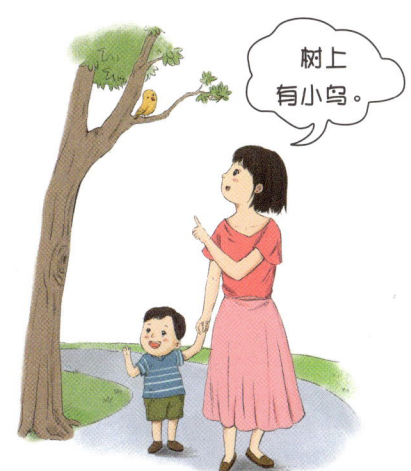

辨方位

认时间

宝宝还不能理解抽象的时间，父母只能以宝宝生活的具体内容为参照，来教宝宝了解时间和生活的关系，例如"吃完早饭后可以出去玩""吃完中午饭需要睡个午觉""吃完晚饭后可以看电视""关灯睡觉是晚上"等等，让宝宝学会区别早上、中午、晚上和夜里，掌握初步的时间概念。

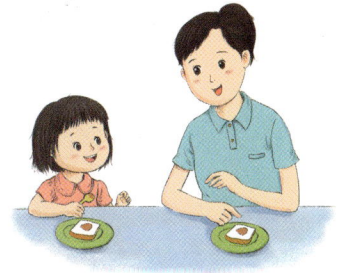

认时间

● 31~36个月宝宝语言能力训练方案：背诵唐诗和看图编故事

背诵唐诗

父母教宝宝几首易懂易记的唐诗，让宝宝经常背诵，不要让宝宝死记硬背，要和图画结合起来让宝宝记忆。这种训练方法不仅能发展宝宝的语言和记忆力，还能让宝宝学到更多的知识。

看图编故事

父母将宝宝看过的旧书上的卡通人物剪下来，让宝宝猜他们在做什么？将完整的一幅画剪成几块，让宝宝看其中一部分，让宝宝说出其余搭配的人和背景，鼓励宝宝说出自己的想法，让宝宝在叙说中发展宝宝的想象力和语言能力。

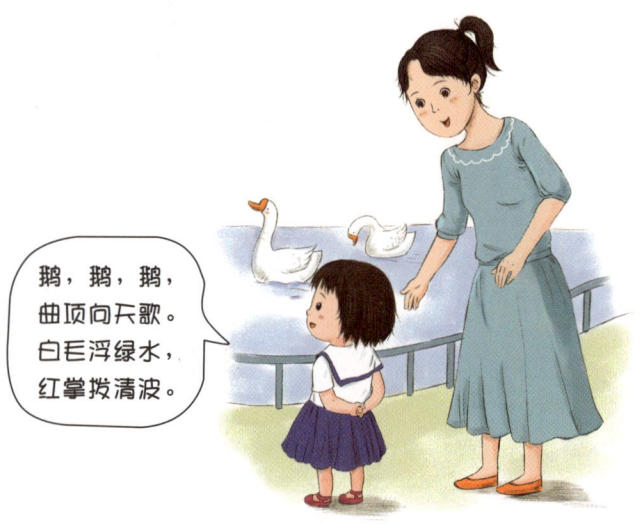

背诵唐诗

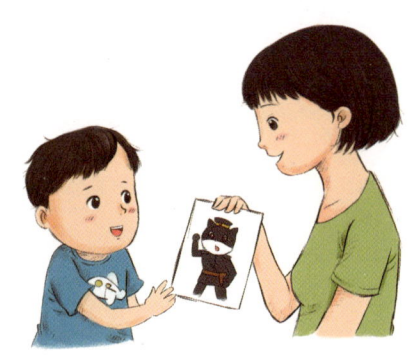

看图编故事

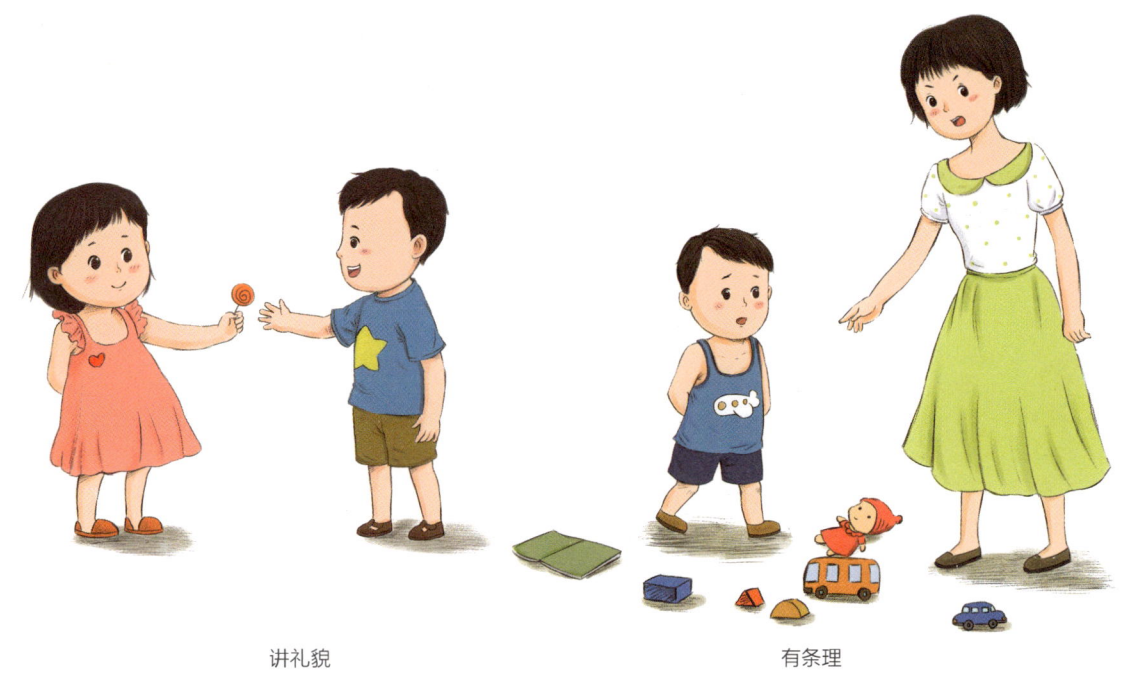

讲礼貌　　　　　有条理

●31～36个月宝宝社交能力训练方案：讲礼貌和有条理

讲礼貌

父母带宝宝去朋友家做客时，让宝宝懂得讲礼貌。如进门见人问声"好"，接受食品或玩具时要说声"谢谢"，不能乱翻乱动别人的东西，离开时说"再见"等，培养宝宝做客有礼貌、行为有分寸的好习惯，增强社会交往能力。

有条理

父母要让宝宝养成做事有条理的习惯。比如，让宝宝睡前将脱下的衣服、裤子叠好，按脱下的次序摆在椅子上；玩具摆放有序，收回原处不要乱丢；吃饭坐在桌前，饭后及时收拾餐具等，培养宝宝养成条理有序、不乱扔乱放的好习惯。

CHAPTER 3 心理发育

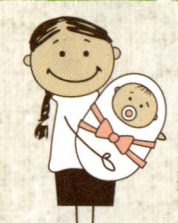

宝宝开始独立交友，父母要学会让宝宝自己去解决在交友中的矛盾和冲突，让孩子慢慢学会独立思考和行动。

宝宝日常行为和心理

● 31~36个月宝宝只关心自己的需求和渴望

31~36个月的宝宝还不能理解别人的想法和感受，只关心自己的需求和渴望，他从不会认为自己行为出格了，从不会控制自己，如果父母试图用语言教育来约束宝宝的行为，可以说不会产生任何效应。不过，父母别担心宝宝这样会变得无法控制，这个阶段会很快过去，这种好动嬉闹、进攻性很强的宝宝仍是正常孩子。

● 31~36个月宝宝有初步思维能力

31~36个月的宝宝已能够思考，有了初步的思维能力了。他可以轻松地区分相同形状的物体，更喜欢不停地按灯的开关键和音乐盒的发条。

不过，这个时期的宝宝思维还仅仅局限于行动思维，而不是抽象思维。宝宝的思维几乎与他自身的行动分不开，只有在具体的动作中，他才能够进行思维，一旦离开了动作，思维也就不存在了。所以，父母要注意培养宝宝的抽象思维能力，宝宝越早具有抽象思维能力就越聪明。

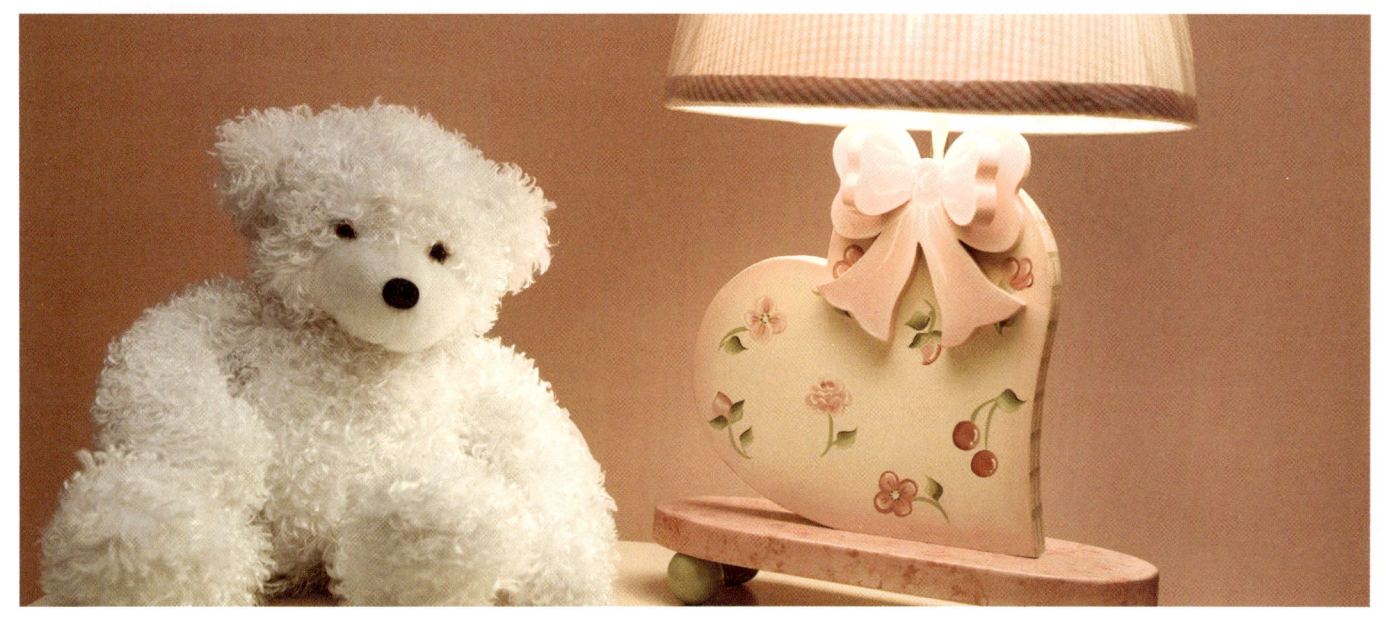

●31～36个月宝宝认知能力大大增强

31～36个月宝宝能用思维分析解决问题。宝宝认知过程中加入了更多的思考成分，小脑袋里开始有了事件、动作和概念的精神图像，他开始能用思维分析解决问题，而不是亲自去操作和实践，如看见一碗冒热气的菜，宝宝就会分析出很烫，而不会去贸然尝试了。

31～36个月宝宝开始理解简单的时间概念，例如宝宝会说"玩一会儿再回家。"

31～36个月宝宝开始理解物体间的相互关系，宝宝在玩形状分类玩具和益智拼图玩具时，可以很好地匹配相似的形状。

31～36个月宝宝能用词对同一类物体进行概括，有了最初的抽象概念。

31～36个月宝宝能理解3以内的数字的含义。知道两个1放在一起是2，三个1放在一起是3。

31～36个月宝宝对前后因果关系的理解有进步。如喜欢开灯和关灯，喜欢上发条让玩具动物行走。

31～36个月宝宝可玩更加复杂的游戏，可把几个游戏有机地串在一起玩耍。

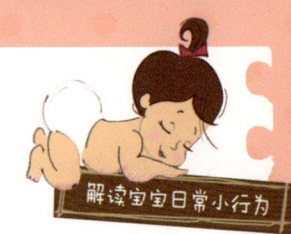

撒谎

3岁宝宝"无意的谎言"

嘉嘉是个敏感的小姑娘,已经快3岁了。前几天妈妈下了班回到家,看见满地的杂物,嘉嘉正坐在沙发上看电视呢。妈妈批评说:"嘉嘉,瞧你把东西扔得到处都是,多乱呀!"嘉嘉头也不回地说:"不是我扔的。"妈妈知道嘉嘉在说谎,这么小小的孩子就开始说谎,问题可不小啊!妈妈的心一下咯噔起来……

说谎,是宝宝3岁左右时特有的现象。一般而言,宝宝说谎很少出于恶意,与其说他们在说谎,不如说他们只是在提供错误的信息而已,并且他们通常也不认为自己是在说谎,更多是"无意说谎",是宝宝在发展阶段上可能会出现的现象。

宝宝说谎的原因很多,不可一概而论。比如,有的宝宝是因为父母的教养方式比较简单粗暴,宝宝就会想方设法通过说谎来避免暴露自己的错误,以逃避惩罚,案例中的嘉嘉就是如此。有的宝宝是因为某些愿望无法实现时,通过想象以说谎的方式来圆自己的梦,比如,看见到别的宝宝有一辆他非常喜欢的玩具汽车,宝宝就可能会吹嘘,他家有一个更大更漂亮更好玩的玩具汽车等等,以此满足自己的心理需求。有的宝宝是因为父母对他期望值太高,当自己无法满足父母的期望的时候,担心父母埋怨责罚自己,为了获得父母的欢心,宝宝就可能会说谎。

这个时期的宝宝还不能够很好的区分"幻想"与"现实"、"自我"与"他人"的分别,更多的是用直觉来思考问题,对于3岁的他们来说,由于认知水平有限,还不具备逻辑思维的能力,他们既容易与现实混淆也容易脱离现实,所以,父母不要轻易将谎言与宝宝的品质划等号。因为谎言有时只不过是幻想,或者是宝宝小小的如意算盘,家长不必大惊小怪,不要轻易给宝宝扣上"说谎"的帽子。对宝宝的"无意说谎",只要父母讲清道理,宝宝很快会改正过来的。

健康心理专家培养方案

● 31~36个月宝宝认知力发展训练方案：继续学数学和识性别

学数学

父母准备不同的小物品，如纽扣、珠子、积木块等，让宝宝动手摸、用眼看、张口讲，通过多种感官的参与，比较、认识物品的数量和大小；同时还可配合数数，如读1的时候拿给宝宝一个物品，读2的时候用手再拿一个物品，读3的时候再加一个物品。父母引导宝宝去了解一些数学概念，让宝宝在实际比较中宝宝认识到大小、数量等，提高认知能力。

识性别

父母可以结合宝宝身边的人帮助宝宝认识性别，如"爸爸是男的，爷爷也是男的""妈妈是女的，你也是女的"逐渐让宝宝记住"我是女孩"或者"我是男孩"；还可以通过图片中的人物问"谁是哥哥？""谁是姐姐？"，来教宝宝识别性别。

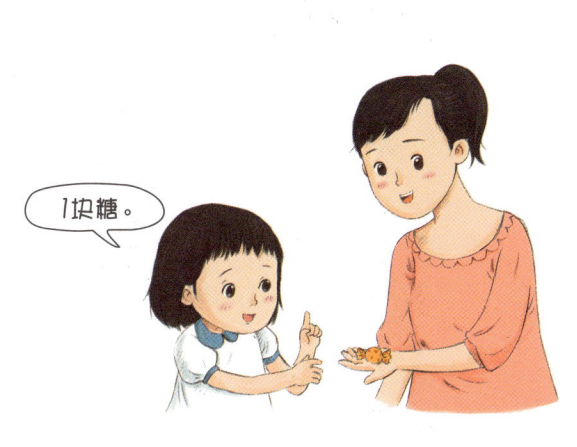

学数学

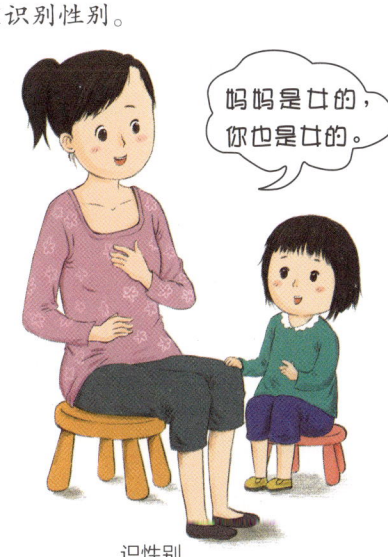

识性别

● 31～36个月宝宝意志力发展训练方案：坚持做早操

坚持做早操

爸爸每天早上都让宝宝和自己一起做早操，不管寒暑冬夏、不论刮风下雨，都要坚持。这个运动不仅锻炼宝宝的身体，也是对宝宝意志力的一个锻炼。

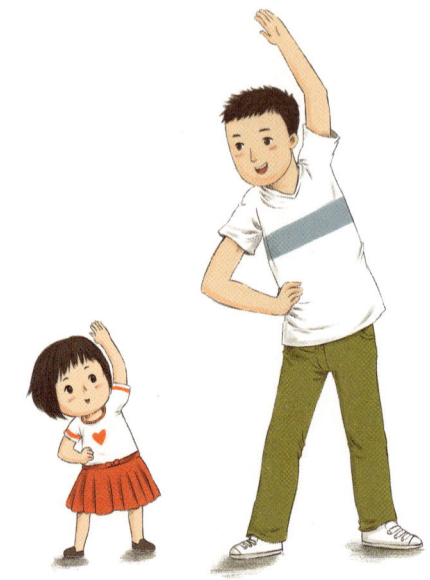

坚持做早操

● 31～36个月宝宝思维能力发展训练方案：比一比

比一比

父母可以经常和宝宝做一些比较游戏，让宝宝通过比较进行判断，理解"大和小""高和矮""多和少"等一些概念，逐步形成抽象思维。比如，让宝宝比一比"爸爸和妈妈谁高谁矮？""宝宝和爷爷谁高谁矮？"；比一比3只小兔和4根胡萝卜，"谁大谁小？""谁多谁少？"；比一比三轮车、自行车和小轿车，"哪个车轮最多、哪个最少、哪个居中？""哪个最远，哪个最近？"；比一比两本书"哪个厚，哪个薄？"等。

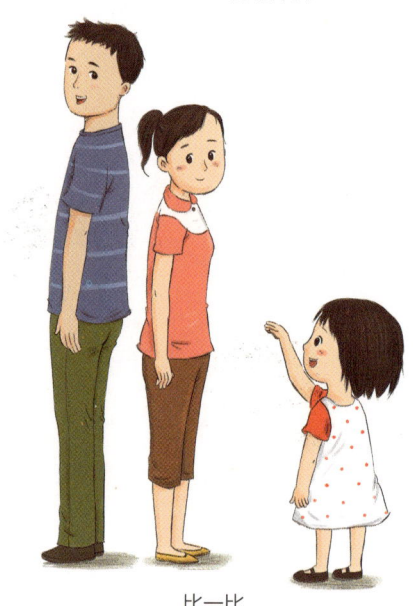

比一比

●31～36个月宝宝健康心理培养方案：给宝宝一颗诚实的心

当宝宝有了说谎而成功地蒙骗父母的经历之后，他会更加认可这种方式，最终形成说谎的习惯，这就成了"有意说谎"。对于宝宝的"有意说谎"，家长就要严肃对待了。

面对宝宝的"谎言"，首先，父母应理智地应对宝宝的说谎行为。当宝宝出现说谎行为后，父母首先要冷静下来，认真倾听宝宝说谎的理由，即便他做错了，父母也要认真听听他的辩解，并且不要因为宝宝的错误而采取任何偏激的方式来惩罚他、苛责他、挖苦他，这些处理方式只会逼迫宝宝以更多的谎言来保护自己。只有理智地面对宝宝的说谎行为，宝宝才会信任父母，才会勇敢地向父母敞开心扉。

其次，父母要针对宝宝说谎的动机给予耐心引导。如果宝宝是为了掩饰自己的过失而说谎，父母要向他强调："做错了事是可以原谅的，但说谎是不允许的。"并且告诉宝宝要做一个诚实的孩子，只要诚实爸爸妈妈是不会责罚他的。如果宝宝是为了得到某种东西而有意说谎，父母要告诉宝宝说谎是一种不良行为，可以通过寓言故事"狼来了"启发宝宝认识到说谎是错误的，以及说谎导致的不良后果，让宝宝认识不说真话的坏处。

最后，作为宝宝的第一任老师，父母要给宝宝树立诚实的榜样，父母说话要算数，不能欺骗宝宝，以免让宝宝对你失去信任。

其实宝宝说谎是他们心理发展过程中的正常现象，父母只要因势利导，在不扼杀宝宝想象力的前提下，鼓励宝宝说实话，这对于宝宝心理的发展是非常重要的。父母应该做的就是确保宝宝的幻想不会伤害自己和他人。

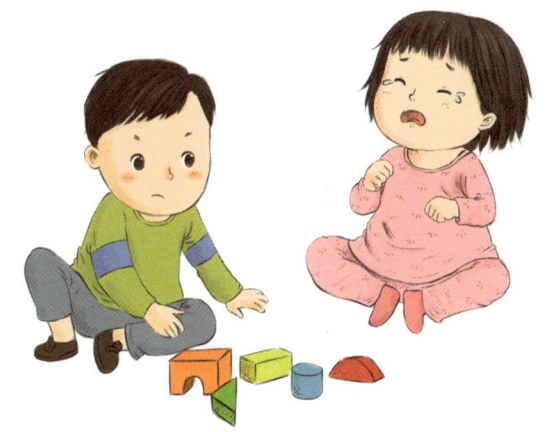

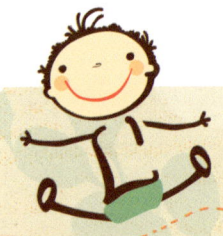

Early childhood

3岁宝宝阶段性早教重点

早教重点一：训练孩子的口语表达能力

2岁宝宝能掌握词汇200个左右，3岁宝宝能掌握词汇1 000个左右。2～3岁是训练宝宝口语表达能力的关键年龄段，加强对宝宝口头说话的训练，重点培养宝宝连贯性语言的表达能力。

首先，父母要给宝宝说话的机会，如在散步、游戏、吃饭时多和宝宝交谈，鼓励和训练宝宝用连贯的句子表达自己的愿望等；其次是要教宝宝会说明事物，让宝宝用自己的话来说明事物特征、用途等，如宝宝会告诉妈妈："这是杯子，喝水用的，也可以盛东西。"等等。宝宝在正确说出每一个东西的名称时，他的头脑中就形成了对事物认识的概念化，在这基础上，宝宝就能推理，能运用想象力，从而思维能力有了较大的发展。

其次，在讲故事时，父母要教宝宝学会复述故事或说主要情节，注重培养宝宝语言表述能力；训练看图说话时，图片形象要鲜明，内容要简单；学习的诗歌要短小精悍，读起来顺口，便于记忆。

最后，父母要有耐心，要不厌其烦地回答宝宝提出的问题，教宝宝正确使用各种词，丰富宝宝的词汇量。

development focus

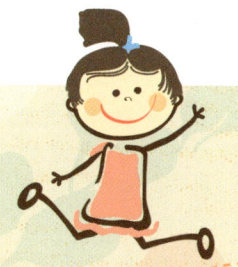

早教重点二：促使宝宝形成思维概括能力

3岁左右的宝宝刚刚具有思维的萌芽，父母要抓住时机促使宝宝思维概括能力的进一步形成。比如，父母可以指着墙上的钟和腕上的手表对宝宝说："这叫钟表。"告诉宝宝黑扣子和白扣子都叫"纽扣"，让宝宝知道更多的外形不同而名称相同的东西，使宝宝学会根据物品的用途、功能对一类物品进行概括；还要让宝宝尽可能多地进行户外活动，促使宝宝在对生活具体的感性认识中活跃自己的思维，发展思维能力。

早教重点三：培养宝宝的独立能力

2~3岁宝宝独立性开始增强，凡事都喜欢自己做，这时父母就要因势利导培养宝宝的独立性。首先，父母要让宝宝明白有些事情必须自己去做，如收拾玩具、学会爱惜衣物用品，看书学习时不吵闹等；其次，父母要让宝宝用自己已经掌握的本领进行自我服务，如饭前洗手、整理玩具等；最后，父母还要让宝宝学会与小伙伴友好交往、共同游戏，在游戏中要积极主动、动手动脑，和小伙伴玩得更好。

特别附赠
2岁宝宝成长发育记录

2岁宝宝体格阶段性发育过程

身长

宝宝13~15个月：比周岁时平均增长2.7~2.8厘米，每个月增长约0.9厘米

男宝宝：平均79.2厘米；女宝宝：平均77.9厘米

宝宝16~18个月：比15个月时平均增长2.4~2.5厘米，每个月增长约0.8厘米

男宝宝：平均81.6厘米；女宝宝：平均80.4厘米

宝宝19~21个月：比18个月时平均增长2.7~2.8厘米，每个月增长约0.9厘米

男宝宝：平均84.4厘米；女宝宝：平均83.1厘米

宝宝22~24个月：比21个月时平均增长3.5厘米，每个月增长约1.2厘米

男宝宝：平均87.9厘米；女宝宝：平均86.6厘米

体重

宝宝13~15个月：比周岁时平均增长0.6~0.9千克，每个月增长0.2~0.3千克

男宝宝：平均10.4千克；女宝宝：平均9.8千克

宝宝16~18个月：3个月平均增长0.5千克，每个月增长小于0.2千克

男宝宝：平均10.9千克；女宝宝：平均10.3千克

宝宝19~21个月：3个月平均增长0.5~0.6千克，每个月增长小于0.3千克

男宝宝：平均11.1千克；女宝宝：平均10.9千克

宝宝22~24个月：3个月平均增长0.8千克，每个月增长小于0.3千克

男宝宝：平均12.2千克；女宝宝：平均11.7千克

2岁宝宝智能阶段性发育过程

大运动的发育

独立行走

宝宝15~18个月：宝宝走路已经较稳，但走路动作还不够完善。

宝宝21个月：宝宝已能用足尖走路。

跑步动作

宝宝18个月：宝宝能快步行走，开始会跑，但跑步还不熟练。

宝宝24个月：宝宝能连续跑5~6米。

跳跃动作

宝宝24个月：宝宝开始学会跳的动作，起先能双脚离开地面跳起1次，渐渐地能双脚连续跳，最多可连跳10次。

上下楼梯

宝宝18个月：宝宝在父母的帮助下能上、下楼梯，很快就可以不用父母的帮助，独自两步一个台阶地上楼梯。

宝宝24个月：宝宝已经能独自上下楼梯。

攀登动作

宝宝24个月：宝宝能独自爬上爬下高75厘米的攀登架，但动作还不够协调。

平衡动作

宝宝18个月：宝宝能模仿父母向后退着走；拾起地上的东西时自己不跌倒；踢球时能保持身体平衡。

宝宝24个月：宝宝已经会独脚站，并且能够在宽25~35厘米的两条平行线中间走，不踩线；还能在家长的帮助下，走过宽18~20厘米、高12厘米、长2米的平衡木。

精细动作的发育

堆积方木

宝宝15个月：宝宝能把2块或3块边长为2.5厘米的正方体搭高成一个"塔"。

宝宝18个月：宝宝能把3~4块方木搭高成"塔"。

宝宝21个月：宝宝能把7~8块方木搭高成"塔"。

翻书动作

宝宝15个月：宝宝在父母的鼓励下，出现了翻书的动作。

宝宝24个月：宝宝能用手捻书页，每次捻一页，可连续翻3页以上。

握笔动作

宝宝15个月：宝宝能用笔在纸上自行乱画。

宝宝18个月：宝宝能用蜡笔在纸上画出道道，但是方向不定。

宝宝24个月：宝宝在父母的指导下，初步学会握笔，但只会在纸上随意乱画。

穿扣动作

宝宝21个月：宝宝在父母的示范和鼓励下，能用玻璃丝穿过扣眼，但还不会把玻璃线拉出来。

宝宝24个月：宝宝能将玻璃丝穿过扣眼，并会用另一只手把玻璃丝拉出。

折纸动作
宝宝24个月：宝宝会将一张纸折两折或三折，但形状还不规则。

适应能力的发育

盖上盖子
宝宝15个月：宝宝会将圆盒盖子盖上，并盖严实。

语言能力的发育

词与动作相联系
宝宝15~18个月：宝宝能根据父母问话指出眼、耳、鼻等3个以上的身体部位；宝宝会按照大人的要求把4件物品正确地送到3个以上指定的地方。

简单字句
宝宝15个月：宝宝会有意识地说出除"爸""妈"以外的3~5个字音。

宝宝21个月：宝宝能说出由3~5个字组成的句子。

宝宝24个月：宝宝能说出两句或两句以上儿歌。

简单回答问题
宝宝21个月：宝宝会正确回答"这是什么？""那是谁？""爸爸干什么去了？"等简单问题。

宝宝24个月：宝宝会主动问："这是什么？"等问题。

社交能力的发育

了解常见物的名称、用途和来源
宝宝24个月：如果问宝宝"碗""笔""板凳""球"等3种以上物品的用途时，宝宝会正确回答出它们的用途。

穿脱衣服鞋袜
宝宝15个月：宝宝能有意识地脱下手套、鞋和袜子。

控制大小便
宝宝18个月：宝宝白天能控制大小便，想尿尿了会告诉父母。

提出个人需要
宝宝21个月：宝宝能用语言表达"吃饭""喝水""上街""玩汽车"等个人需要。

2岁宝宝心理的阶段性发育过程

感知觉的发展

宝宝18个月：宝宝的视力是成人的1／4。

宝宝24个月：宝宝的视力是成人的1／2。

注意力的发育

宝宝13～15个月：宝宝会说3个音节的单词；知道用手指自己想要的东西。

宝宝16～18个月：宝宝能堆积木；能模仿周围的事物；想自己解决问题。

宝宝19～21个月：宝宝能自由转换方向；会乱涂乱画；宝宝的语言能力急速增强。

宝宝22～24个月：宝宝能翻看书本；提问变得多起来；显示出对朋友的关心。

观察力和记忆的发育

宝宝13～18个月：宝宝的记忆在缓慢发展，但是信息必须多次重复才能在宝宝的记忆中停留较长时间。

宝宝19～24个月：宝宝能记得不久前刚刚发生的事情，但这些都是宝宝的无意记忆。

思维的发育

2岁左右的宝宝已经有了思维的萌芽，这一阶段的产生标志是开始运用象征符号。例如，在游戏时，宝宝会用小木凳当汽车、用竹竿做马，木凳和竹竿是符号，而汽车和马则是符号象征的东西，宝宝已能够将这两者联系起来，凭着符号对客观事物加以象征化。

想象的发育

2岁左右宝宝的想象以无意想象占主要地位。因缺乏经验，宝宝早期的想象似乎常常还与知觉的过程相纠缠，他们往往只是用想象来补充他们所感知的事物。

情绪和情感的发育

2岁左右的宝宝已经具有成人所具有的大部分情绪，包括一些复杂的情绪，如快乐、兴高采烈、爱成人、爱小孩、害怕、厌恶、发怒、苦恼、妒忌等。宝宝已经开始具有比较复杂的情感体验，如他喜欢和亲近的人"交流"，从而感到愉快。宝宝的情感是否得到满足，决定着他的情绪反应，也就是说，父母对宝宝的情感付出和与他的情感交流，主导着宝宝的情绪反应，如果宝宝情感得不到满足，就会形成胆小、害羞、爱发脾气等不良的性格。

意志的发育

2岁左右的宝宝已经有了最初的意志表现,宝宝可以为了一定的目的而有意地抑制自己的行为。比如,宝宝可以坐好等待分配食物,并且大声说:"不要动"!

3岁宝宝成长发育记录

3岁宝宝体格阶段性发育过程

身长

宝宝25~30个月:半年平均增长3.7~3.8厘米,每个月增长0.6~0.7厘米

男宝宝:平均91.7厘米;女宝宝:平均90.3厘米

宝宝31~36个月:半年平均平均增长3.1~3.4厘米,每个月增长0.5~0.6厘米

男宝宝:平均95.1厘米;女宝宝:平均94.2厘米

体重

宝宝25~30个月:半年平均增长0.9千克,每个月增长约0.15千克

男宝宝:平均13.1千克;女宝宝:平均12.6千克

宝宝31~36个月:半年平均增长0.8~0.9千克,每个月增长约0.15千克

男宝宝:平均14.0千克;女宝宝:平均13.4千克

3岁宝宝智能阶段性发育过程

大运动的发育

跑步动作

宝宝30个月:跑得较稳,动作较协调,起跑时手的姿势也正确,但不能保持到最后,半分钟能跑25~35米。

宝宝36个月:跑步姿势基本正确,半分钟能跑35~40米。

跳跃动作

宝宝30个月:宝宝能双脚连续向前跳1~2米远。

宝宝36个月:宝宝双脚连续向前跳3~4米远,原地跳10~20次,还能从楼梯最末级台阶上跳下来。

上下楼梯

宝宝36个月:宝宝能够一步一个台阶上楼梯,下楼时还需两步一个台阶。

攀登动作

宝宝30个月：宝宝能翻过高130厘米的攀登架，并且手脚动作基本协调。

宝宝36个月：宝宝能先移动脚、后移动手，灵活地翻过高130厘米的攀登架。

平衡动作

宝宝30个月：宝宝能自己独立走过平衡木，并能双脚跳下，姿势大部分正确。

宝宝36个月：宝宝能双手侧平举独立走过平衡木，姿势正确。

投掷动作

宝宝36个月：宝宝能将投100克重的沙包投到2.5～3米远的距离，姿势较前正确。

体操动作

宝宝30个月：宝宝能按父母的口令，做一套简单的操节。

宝宝36个月：宝宝听口令立正，并能随着口令做体操，动作较准确。

精细动作的发育

堆积方木

宝宝33个月：宝宝在父母的鼓励下，能搭高10块方木，同时还能比较熟练地用3块方木搭成有孔的桥。

握笔动作

宝宝27个月：宝宝能模仿父母，逐步学会画竖道、画圆和"十"字等，姿势也越来越正确。

宝宝36个月：宝宝懂得用左手扶住纸，模仿父母画"口""气球""下雨""栏杆"等，画画的姿势正确。

穿扣动作

宝宝30个月：宝宝已经能熟练地用玻璃丝穿3～5个扣子，并能用另一只手拉出线。

折纸动作

宝宝30个月：宝宝能将纸叠成方块，边角基本整齐。

宝宝36个月：宝宝能折出正方形、长方形和三角形。

适应能力的发育

认识大小和多少

宝宝27个月：给宝宝大小两个玩具，父母问他哪一个是大的玩具，他会按大人的要求把大的递给大人。

宝宝30～36个月：父母把一块和数块方木分放两边，父母提问："哪个多，哪个少？"宝宝会指出哪边多、哪边少。

区别颜色

宝宝30个月：宝宝认识红色。

宝宝36个月：宝宝能认识3种颜色，比如，红色、黄色和蓝色。

懂得方位
宝宝33个月：宝宝能懂得"里""外"，能准确地说出小丸是在瓶子的里边还是在瓶子外边。

语言能力的发育

简单字句
宝宝27个月：宝宝会说出由8~10个字组成的长句。

说出图片
宝宝30个月：给宝宝展示18张常见的人或物的图片，并询问宝宝图片内容的名称，宝宝能准确说出其中的10张的名称。

宝宝36个月：给宝宝展示18张常见的人或物的图片，并询问宝宝图片内容的名称，宝宝能准确说出其中的14张的名称。

理解语言并做出相应动作
宝宝33个月：如果别人询问宝宝的性别，宝宝能说出："我是男孩。"或"我是女孩。"

宝宝36个月：如果别人询问宝宝"冷了怎么办？""累了怎么办？""饿了怎么办？"宝宝会回答出："穿衣服。""休息会儿。""吃饭。"等正确答案。

社交能力的发育

是非观念
宝宝27个月：如果问宝宝："打人对不对？"时，宝宝会摇头，或说："不对！"

穿脱衣服鞋袜
宝宝27个月：宝宝能自己脱掉单衣、单裤。

控制大小便
宝宝36个月：宝宝夜里基本上能控制小便，约75%的宝宝夜里不再尿床。

解扣与扣扣
宝宝33个月：宝宝学会穿鞋和解扣子。

宝宝36个月：宝宝学会解开上衣的扣子，并能扣上上衣的任何一个纽扣。

3岁宝宝心理的阶段性发育过程

注意力的发育
宝宝25~30个月：宝宝能垒起9块积木；能画直线、竖线和"十"字线；能说出自己的名字；会数数；手上小动作增多。

宝宝31~36个月：宝宝能串起20个珠子；喜欢和小伙伴玩；能垒起15块积木，不知道的东西就爱提问；会用积木垒多种模型；记忆力变得很好。注意力持续集中的平均时间为9分钟。

观察力和记忆的发育

宝宝25~30个月：宝宝已处于"有意记忆"时期，能够记住父母交代的简单事情或简短的儿歌，并且还能大致复述出几天前发生的事情。

宝宝31~36个月：宝宝记忆能力显著提高，3岁左右的宝宝可以回忆几个星期以前的事情。但内容在头脑中保留时间较短，一般不会超过一年。且记忆带有很大的随意性，没有目的和意图，凡是感兴趣的、印象鲜明的事物就容易记住。

思维的发育

这个阶段宝宝的思维具有很强的直观形象性，他们的思维只有在摆弄具体物体或直接感知具体事物时才能进行。宝宝的直觉行动思维表现出这几个特征：第一，不能脱离眼前的物体和动作去思考；第二，在行动的同时边做边想，不能事先考虑、计划自己的动作和预见到动作的后果；第三，思考的内容比较零碎，只是一些片断性的，形式也比较低级。他只能看到物体有限的表面特点，凭直觉思考或行动，缺少一般性的概念，常把某种个别现象生搬硬套到另一种现象之上，儿童看到别人有一顶与他同样的帽子，他会认为"这帽子是我的"，以至于为此发生争执。这个阶段的宝宝经常把自己的想象与现实相混淆，以致使自己的想象或认识无限扩张，有时无意说了"谎话"，这是自我中心思维的独特表现。

想象的发育

2~3岁左右的宝宝想象内容有了一定程度的丰富，但内容之间是无意义的联系在一起，更多的是重复生活中常见的几种事物，而且所想象的事物特征也不完整。比如，宝宝所画的人物只有头、手和脚，没有更多细节方面的内容；而且想象的目的不明确，主题不稳定。比如宝宝在画画前说要画一个香蕉，但是当他画了一个月牙形时就说要画一个月亮等。此时的宝宝主要是满足于想象过程，不是去追求想象的最终结果。

情绪和情感的发育

2~3岁左右宝宝的情感进一步发展。随着宝宝语言和思维的发展，开始出现了道德感、理智感和美感等三种高级情感的萌芽。由于刚刚开始形成，因此在这类情感的表现上，宝宝常常具有易变性（容易变化，如孩子常破涕为笑等）、易感性（易受别人的感染）和冲动性（情感完全外露，表现冲动）等特点。

意志的发育

3岁的宝宝意志有了进一步发展，表现出强烈的独立行动的愿望，有时会要求"自己来"，不愿意接受别人的帮助，这正是宝宝意志行动开始发展的标志。这个阶段宝宝的意志行动还是很差，不能较长时间地控制自己，行动还是非常冲动。但是，只要父母正确培养和引导，是可以帮助宝宝养成一些良好的意志品质的。例如，鼓励宝宝打针或摔倒时不哭，让宝宝在一定时间坚持按父母的要求去做，帮助宝宝初步辨别是非，克服困难等，为发展宝宝良好的道德品质打下基础。

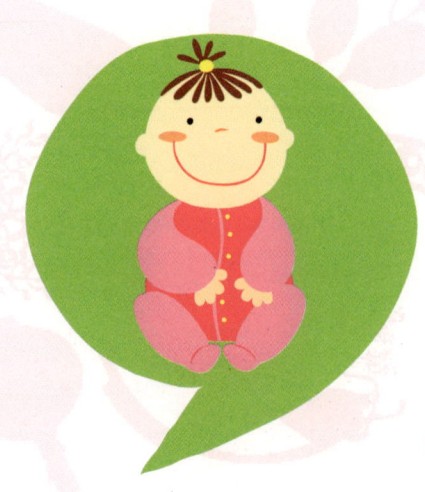

1~3 Sui Baobao Shengzhang Fayu Jiance Quanshu

1~3岁宝宝生长发育监测全书

插图绘制： 赵 珍

图片提供： 上海富昱特图像技术有限公司
　　　　　　 达志影像
　　　　　　 北京全景视觉网络科技有限公司
　　　　　　 华盖创意图像技术有限公司